Der Gen-Kultur-Konflikt

Werner Buselmaier

Der Gen-Kultur-Konflikt

Mit 19 Abbildungen

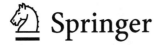 Springer

Werner Buselmaier
Universität Heidelberg
Heidelberg

ISBN 978-3-662-49394-6   978-3-662-49395-3 (eBook)
DOI 10.1007/978-3-662-49395-3

Die Deutsche Nationalbibliothek verzeichnet diese Publikation in der Deutschen Nationalbibliografie;
detaillierte bibliografische Daten sind im Internet über http://dnb.d-nb.de abrufbar.

Imprint: Springer

Umschlaggestaltung: deblik Berlin
Fotonachweis Umschlag: © bigfoot

Gedruckt auf säurefreiem und chlorfrei gebleichtem Papier

Springer ist Teil von Springer Nature
Die eingetragene Gesellschaft ist Springer-Verlag GmbH Berlin Heidelberg

Vorwort

Warum dieses Buch

Was sagen uns die Begriffe »Gen und DNA«. Die meisten, die nicht beruflich mit Biowissenschaften zu tun haben, würden wahrscheinlich antworten: Dass alle in meiner Familie so alt werden, liegt an den Genen. Der stolze Papa sagt: Er hat eben meine Gene. Auf die eigene Familie bezogen wird der Begriff eher positiv gebraucht. Wenn wir andere negativ beurteilen wollen, kommt vielleicht der Spruch: Kein Wunder, bei den Genen! Eine andere Assoziation könnte lauten: Gene sind das, was sich in Genfood befindet. Bei DNA würden viele antworten: DNA ist das, was die Polizei einen Täter überführen lässt oder womit man Personen identifiziert nach Katastrophen. Immerhin, die Begriffe sind im allgemeinen Sprachgebrauch angekommen, werden mit Vererbung oder Identität von Personen verbunden. Und dennoch ist fast nichts davon in unser allgemeines Wissensinventar übergegangen. Die Allgemeinheit weiß eben nicht genau, was ein Gen ist, wo man es findet, was es tut oder wie ganz generell die Erbsubstanz aufgebaut ist, was wir heute darüber wissen und wie die zukünftige Entwicklung aus diesem neuen Wissenszuwachs sein wird.

Diese Lücke versucht das vorliegende Buch zu schließen. **Fachwissen ist für die Lektüre dieses Buches nicht notwendig.** Alle Begriffe werden auf allgemein verständliche Weise erklärt.

Der Text führt uns kurz durch die Entstehungsgeschichte des Menschen, erklärt die genetischen Grundlagen der Vererbung auf einfache Weise, bringt die biologische Entwicklung des Menschen in Beziehung zu seiner Kulturgeschichte und erklärt, warum wir nicht perfekt konstruiert sind. Besonderes Augenmerk wird auf parallel zur Menschheitsgeschichte entstandene Krankheiten und deren Ursache gelegt. Die Ernährungsproblematik und Modetrends hierbei werden diskutiert. Wir fragen nach, ob moderne Medizin und Gesellschaft unser Erbgut verändern und wie gesellschaftliche Einflüsse unser Reproduktionsverhalten geändert haben.

Weitere Themen sind mögliche genetische Ursachen des Glaubens, was im Alterungsprozess passiert und warum wir sterblich sind.

Erbliche Ursachen der Aggression und ihr zerstörerisches Potential in der zukünftigen Entwicklung werden unter wissenschaftlichen Gesichtspunkten diskutiert, genauso wie die biologische und kulturelle Entstehung von Geist, Intelligenz und psychischen Erkrankungen.

Das Buch erklärt die Möglichkeiten, die sich durch moderne molekularbiologische Forschung für eine künftige individualisierte Medizin ergeben genauso wie mögliche Risiken nicht medizinisch fachgerechter Interpretationen von Daten aus der Bibliothek unserer Erbanlagen.

Schließlich behandelt der Text mögliche Konsequenzen, die sich aus der zunehmenden Digitalisierung für unsere Arbeitswelt ergeben und daraus sich wahrscheinlich entwickelnde gesundheitliche, gesellschaftliche und soziale Folgen für künftige Generationen. Nur eine fachlich aufgeklärte Gesellschaft ist eine entscheidungsfähige Gesellschaft, weshalb es Aufgabe der handelnden Personen in der Wissenschaft sein muss, den Fortschritt und die daraus folgenden möglichen gesellschaftlichen Konsequenzen einer breiten Öffentlichkeit darzulegen.

Besonders hervorheben möchte ich die Unterstützung und Hilfe auf allen Ebenen der Manuskripts- und Abbildungserstellung sowie die Übernahme der mühevollen Schreibarbeiten durch meine Frau Sigrid Göhner-Buselmaier und mich an dieser Stelle hierfür bei ihr herzlich bedanken.

Für die professionelle und engagierte Begleitung des Buches danke ich Rose-Marie Doyon (Projektmanagement), die mehrere meiner Bücher begleitete, Corinna Pracht (Projektplanung) für die Idee zu diesem Buch und Martina Kahl-Scholz (Lektorat), auch für ihre wertvollen zusätzlichen Anregungen.

Werner Buselmaier
Im Sommer 2016

Der Autor

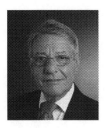

Prof. Dr. Werner Buselmaier

Prof. Dr. Werner Buselmaier wurde 1946 geboren und studierte Biologie in Heidelberg.

Nach der Promotion folgte eine Tätigkeit als Wissenschaftler, Heisenberg-Stipendiat, verschiedene Wissenschaftspreise und öffentliche Ehrungen, wie das Bundesverdienstkreuz am Bande 2005.

Die Habilitation folgte 1978 und 1981 die Ernennung zum Universitäts-professor für allgemeine Humangenetik und Anthropologie in Heidelberg. 2001 Berufung zum Visiting Professor für Humanbiologie und Genetik der Universität Mostar. Prof. Buselmaier leitete u. a. Projekte zur Modernisierung der Medizinischen Fakultäten in der Nachkriegssituation Bosnien-Herzegowinas sowie zur Verbesserung der medizinischen Versorgung in der Südtürkei und engagiert sich für sozial benachteiligte Jugendliche.

Er ist Autor zahlreicher wissenschaftlicher Publikationen und mehrerer bekannter Lehrbücher aus den Bereichen Biologie und Humangenetik.

Inhaltsverzeichnis

Warum die Steinzeit für uns aktuell ist

Werner Buselmaier

W. Buselmaier, *Der Gen-Kultur-Konflikt*,
DOI 10.1007/978-3-662-49395-3_1, © Springer-Verlag Berlin Heidelberg 2016

Charles Darwins Hauptwerk »On the Origin of Species by Means of Natural Selektion« begründete 1859 die moderne Evolutionsbiologie und stellt wohl den entscheidenden Wendepunkt in der Geschichte der modernen Biologie und ihr grundlegendes Paradigma dar. Am treffendsten formulierte dies der Genetiker Theodosius Dobzhansky 1973 in einem einzigen heute vielzitierten Satz:

» Nichts in der Biologie ergibt einen Sinn, es sei denn, man betrachtet es im Licht der Evolution.

Umso erstaunlicher ist es jedoch, dass diese Erkenntnis bisher wenig zum grundlegenden Verständnis des Ichs beigetragen hat bzw. beiträgt. So finden wir uns wieder als Mitglied der Art selbsternannter Homo sapiens, wir wissen selbstverständlich, dass unser nächster lebender Verwandter der Schimpanse ist, wir realisieren aber nicht wirklich, dass wir das Produkt einer **3 Mrd. Jahre langen Entstehungsgeschichte** sind. Die Folge:

❯❯ Grundlegende evolutionslogische Ursachen für Gesundheit und Krankheit werden erst gar nicht beachtet.

Die Diskussion, wie wir uns ernähren sollten, ist mehr durch ideologische Auseinandersetzungen geprägt, als dass sie einem fundierten biologischen Bezug folgt. Wir machen uns keine Gedanken darüber, wie unser vom Aufbau altes **Genom** (Gesamtheit aller Erbanlagen) mit der rasanten kulturellen Entwicklung einer digitalisierten und globalisierten Welt klarkommt und welche Handicaps uns die Evolution mitgegeben hat. Wir erleben seit ziemlich genau 100 Jahren Kriege von einer historisch in der Massenvernichtung nie dagewesenen Brutalität, glauben aber – und dies gilt zumindest für die westliche Welt – dass wir uns auf dem Weg zur Entwicklung des wahrhaft humanen friedliebenden und gerechten Menschen befinden, was wir nur noch der restlichen Welt beibringen müssten. Woher wissen wir, ob unsere Gene hierzu überhaupt in der Lage sind, ob sie nicht eher auf Kampf gebürstet sind? 2050, also in einem Zeitraum, den viele von uns noch erleben, werden wahrscheinlich annähernd 10 Mrd. Menschen auf der Erde leben. Spätestens zu diesem Zeitpunkt, wenn nicht früher, werden nach plausiblen Annahmen 20% der Weltbevölkerung ausreichen, um in einer automatisierten Welt 100% der benötigten Dienstleistungen und Güter zu erbringen. 80% müssten von Transferleistungen leben. Können unsere Gene, die ja auf das »Erjagen der täglichen Nahrung zum Überleben« ausgerichtet sind, damit klarkommen, dass ein Großteil der Menschheit (sozusagen nutzlos) nur noch spielerisch beschäftigt wird?

Doch kommen wir auf die eigentliche Frage zurück, warum wir erst heute, über 150 Jahre nach Darwins Erkenntnis beginnen, uns mit dem Thema zu beschäftigen, ob unsere Gene in einen Konflikt mit der modernen Welt und ihren Lebensformen geraten oder anders formuliert, ob die Geschwindigkeit der kulturellen und technischen Entwicklung die Evolution überholt.

> **Wird durch die Geschwindigkeit der kulturellen und technischen Entwicklung die Evolution überholt?**

Die Antwort liegt wohl in der Erkenntnis, dass die Biologie bis Ende der 1970er Jahre überwiegend die Evolutionsgeschichte nur durch morphologische (also durch die Beschreibung sichtbarer äußerer Merkmale) Vergleiche aufarbeiten konnte. Die morphologische Systematik des Tier- und Pflanzenreiches, die natürlich auch den Menschen in dieses System einordnete, brachte uns aber höchstens akademisch weiter. **Biologie** und **Medizin** waren in dieser Epoche noch weitgehend Wissenschaften mit wenigen Berührungspunkten. Auch die **Paläoanthropologie,** die menschliche Fossilfunde deskriptiv und funktionsmorphologisch untersucht, sah die Entwicklungsgeschichte des anatomisch modernen Menschen ausgehend vom **Homo erectus** in einer multiregionalen Entstehungshypothese, die vor fast 2 Mio. Jahren begann.

Die entscheidenden Meilensteine, die den Durchbruch in eine moderne **Biomedizin** eröffneten, waren einerseits die Entwicklung der modernen menschlichen **Zytogenetik**, deren Beginn um 1960 datiert, und dann ab den 1970er Jahren detaillierte **Chromosomenfeindarstellungsmethoden** (**Chromosomen** = Träger der Gene). Hierdurch konnte erstmals der Chromosomensatz des Menschen mit hoher Auflösung dargestellt werden, durch Chromosomenveränderungen bedingte Krankheiten wurden ursächlich verstanden und die Chromosomenumbauten, die zur Entstehung des Menschen führten, konnten evolutionsbiologisch nachvollzogen werden. Andererseits entwickelten sich die **Molekularbiologie** und die **molekulare Humangenetik** ab Ende der 1970er, Anfang der 1980er Jahre mit einer ungeheuren Dynamik, was schließlich in den ersten 10 Jahren unseres Jahrhunderts zur **Entschlüsselung des menschlichen Gesamtgenoms** mit 3,1 Mrd. Basen und 26.000–27.000 proteinkodierenden und regulatorischen **Genen** führte.

Damit ist der Weg zum biochemischen Verstehen der Funktionsweise vieler Gene eröffnet, während vor dieser Entwicklung in den allermeisten Fällen durch **Stammbaumanalysen** und **Familienuntersuchungen** nur der Erbgang und die phänotypischen Folgen bekannt waren. Bereits Ende der 1980er und Anfang der

1990er Jahre wendete man den neuen biologischen Ansatz der **DNA-Analyse** zur Untersuchung früher **hominider Migrationsbewegungen** an, was zu dem damals überraschenden Ergebnis führte:

❯❯ **Der moderne Mensch erreichte erstmals vor etwa 40.000 Jahren Europa und von dort aus die ganze Welt.**

Damit war die Hypothese der kontinuierlichen multiregionalen Entwicklung des Homo erectus zum **Homo sapiens** der Paläoanthropologen widerlegt. Wir werden in den folgenden Kapiteln hierauf ausführlicher eingehen. Es ließ sich jedenfalls auch belegen, dass – von regionalen Anpassungen wie z. B. an die geringere Sonneneinstrahlung oder Infektionskrankheiten einmal abgesehen – sich das Genom der heute lebenden Menschheit von dem des **Steinzeitmenschen** nicht bedeutend unterscheidet.

Unsere heutigen Gene sind also in einer langen Evolutionsgeschichte an die Steinzeit angepasst. Die kulturelle Evolution von der Steinzeit zur modernen Welt ist evolutionsbiologisch betrachtet für Anpassungen durch genetische Selektion nur ein Wimpernschlag. Infolgedessen ist es wert, die damaligen Lebensverhältnisse zu betrachten, um zu Erkenntnissen zu gelangen, wie unsere Gene und damit wir selbst mit modernen Lebensveränderungen klarkommen.

Woher wir kommen – Die Eva-Theorie

Werner Buselmaier

W. Buselmaier, *Der Gen-Kultur-Konflikt*,
DOI 10.1007/978-3-662-49395-3_2, © Springer-Verlag Berlin Heidelberg 2016

2.1   Der methodische Ansatz

Die Entstehung der menschlichen Herkunftsgeschichte und die menschlicher Populationen umfassen viele Teildisziplinen der Natur- und Kulturwissenschaften. Hierzu gehören die Paläoanthropologie, die sich aus den Teilgebieten der prähistorischen Archäologie und der Anthropologie zusammensetzt, welche Fossilfunde deskriptiv und funktionsmorphologisch untersucht. Eng benachbarte Forschungsgebiete sind u. a. die **Evolutionsökologie**, die **Paläogeographie**, die **Paläoklimatologie**, die **Paläophysiologie** und die **Paläogenetik**. Nur durch ihre Kombination und unter Einbeziehung von kulturwissenschaftlichen Aspekten wie Werkzeug-, Kunst-, Kult- oder Sprachentwicklung ist es möglich, die Evolution und das komplexe Bild der Differenzierung menschlicher Populationen einigermaßen nachzuvollziehen. Der Schwerpunkt soll hier jedoch auch auf den paläogenetisch-molekularbiologischen Bereich gelegt werden. Da aber Biomoleküle, wie Proteine und Erbsubstanz (DNA), nach dem Tod eines Organismus der Zersetzung unterliegen und nur in Ausnahmefällen aus prähistorischem organischem Material isoliert und analysiert werden können (und dies auch nur aus den historisch jüngeren Vertretern der menschlichen Stammesgeschichte und vorwiegend nur aus Bruchstücken der Erbsubstanz), wurde im molekularbiologischen Ansatz ein revolutionär neuer Weg beschritten, der mehr oder weniger schlagartig unseren Kenntnisstand über die Herkunft des modernen Menschen revolutionär verändert und verbessert hat.

2.2   Ein kurzer Exkurs ins Tier-Mensch-Übergangsfeld und in die Frühgeschichte der Menschwerdung

Die molekularbiologischen Untersuchungen benötigen immer DNA und die steht nur von unseren allernächsten historischen Verwandten und auch dort nur sehr bruchstückhaft oder von lebenden Populationen zur Verfügung. Folglich ist man für die Untersuchung des **Tier-Mensch-Übergangsbereiches** und der **menschlichen Frühentwicklung**, der Hominini, auf Fossilfunde angewiesen, die man genau datieren kann. Dabei besteht keine Gewähr, dass die Linien, von denen fossile Zeugnisse vorhanden sind, nicht evolutionäre Sackgassen sind, dessen man sich bei der menschlichen Fossilgeschichte immer bewusst sein muss.

Die ältesten homininen Fossilfunde beginnen in Afrika vor ungefähr 6–7 Mio. Jahren im späten **Miozän** (23,3 Mio.–5,2 Mio.

Jahre). Die im Jahr 2002 beschriebene neue Art **Sahelanthropus tschadensis**, ein Fossil, das man im Tschad gefunden hat, scheint dem letzten gemeinsamen Vorfahren von Schimpanse und Mensch sehr nahe zu stehen. Es folgt nach einigen noch umstrittenen Zwischenstufen im frühen **Pliozän** (5,2 Mio.–1,64 Mio. Jahre) vor ungefähr 4 Mio. Jahren die Gattung **Australopithecus** mit Fundorten in Äthiopien und Tansania und vor 2–1,5 Mio. Jahren lebte **Paranthropus** mit Fundorten in Süd- und Ostafrika. Danach ist im späten Pliozän **Homo habilis** (2,3 Mio.–1,64 Mio. Jahre) beschrieben, gefolgt von **Homo erectus**, der vor ca. 2 Mio. Jahren entstand und weite Teile der Welt vor 1,8 Mio. Jahren besiedelte. Im **Mittelpleistozän** ist der europäische Fund des **Homo heidelbergensis** (ca. 500.000 Jahre) anzusiedeln, der nach neueren Ansichten nicht als Unterart des Homo erectus aufzufassen ist, sondern eine eigene Art bildet. Vom Homo erectus ausgehend entwickelte sich **Homo sapiens**.

Hier ist ein wichtiger Fossilfund zu erwähnen, der 1997 entdeckt, aber erst 2003 der Öffentlichkeit vorgestellt wurde. Es handelt sich um **Homo sapiens idaltu** (auch **Herto-Schädel** genannt) wie eine Gruppe von Fossilien (Überreste von 2 Erwachsenen und einem Kind) bezeichnet wird, die in der Afar-Region im östlichen Äthiopien nahe einem Dorf namens Herto entdeckt wurde. Mit radiometrischer Methodik wurde das Alter zwischen 154.000 und 160.000 Jahren datiert. Es handelt sich um die bisher ältesten Funde einer ausgestorbenen Unterart von Homo sapiens, wobei »Idaltu« in der Sprache des Afar-Stammes »Ältester oder Erstgeborener« bedeutet. Häufig werden die Schädelfunde auch als Homo1 bezeichnet, da sie eine große Lücke in der Fossilgeschichte des Menschen füllen und erstmals die modernen Gesichts- und Schädelmerkmale des modernen Homo sapiens zeigen (◘ Abb. 2.1). Bleibt noch der **Homo neanderthalensis** zu erwähnen, der vor etwa 200.000–30.000 Jahren in ganz Europa lebte und vermutlich vom Homo heidelbergensis abstammt. Da er in Europa einen langen Zeitraum mit Homo sapiens gleichzeitig gelebt hat, wird die Art seines Verschwindens noch zu beschreiben sein. Wichtig ist jedoch, dass die Herto-Funde und damit der anatomisch moderne Mensch älter ist als die meisten Neandertaler-Funde und diese Fossilien etwa so alt sind wie die **hypothetische Urmutter** (Eva-Theorie, ▶ Abschn. 2.3), wie sie von Genetikern prognostiziert wurde, die irgendwo in Afrika gelebt haben soll und als die Vorfahrin aller modernen Menschen angesehen wird. Somit decken sich die fossilen Funde mit den nachfolgend zu beschreibenden mit völlig anderer Methodik erhobenen molekularen Daten der Geschichte der Menschheitsentstehung und lösen so

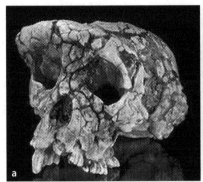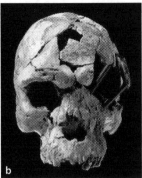

◘ Abb. 2.1a,b Schädel des Sahelanthropus tschadensis (**a**) und des Homo sapiens idaltu (**b**). (Quelle zu a: © Didier Descouens, this work with the title «Sahelanthropus_tchadensis_-_TM_266-01-060-1.jpg" [https://upload.wikimedia.org/wikipedia/commons/f/fc/Sahelanthropus_tchadensis_-_TM_266-01-060-1.jpg] is licenced under CC BY-SA 4.0 [https://creativecommons.org/licenses/by-sa/4.0/deed.de])

eine jahrelang kontrovers geführte Diskussion zwischen Paläoanthropologen und Molekularbiologen auf. Die ursprüngliche, Jahrzehnte als Lehrmeinung verbreitete Annahme war nämlich die eines bereits erwähnten multiregionalen Ursprungs des Menschen, wonach sich dieser in vielen Regionen Europas, Asiens und Afrikas aus dem Homo erectus entwickelt habe, der aus Afrika bereits zu einem sehr viel früheren Zeitpunkt ausgewandert ist.

> **Der moderne Homo sapiens stammt also aus Afrika, was uns zur Darstellung der »Out-of-Africa-Theorie« und zur »Eva-Theorie« führt.**

2.3   Die Eva-Theorie

Als von jeher unstrittig gilt, dass die Gattung Homo aus Afrika stammt. Die Out-of-Africa-Theorie bezieht sich ursprünglich auf die Ausbreitung des Homo erectus, wird jedoch heute häufig auf die Ausbreitung des Homo sapiens angewandt und deshalb auch als Out-of-Africa II oder Recent African Origin bezeichnet. Sie wird heute fossilanthropologisch durch die Herto-Schädel gestützt, molekularbiologisch bekam sie jedoch Bedeutung durch eine revolutionär andere Vorgehensweise der Mikrobiologen Allan C. Wilson und Rebecca L. Cann, die zur **Eva-Theorie** oder Lucky-Mother-Theorie führte und Ende der 1980er und Anfang der 1990er Jahre publiziert wurde.

Ausgangspunkt der Untersuchung war ein spezieller Teil des Erbmaterials DNA mit besonderen Eigenschaften. Hierzu muss man wissen, dass der größte Teil des Erbmaterials des Menschen, aber auch der meisten übrigen Organismen in jeder Zelle in einem Zellkern vorliegt. Ein verglichen zum Zellkern sehr kleiner Teil liegt in einem Zellkörperchen vor, das man als **Mitochondrium** bezeichnet. Diese Mitochondrien befinden sich neben allen anderen Zellen in jeder Eizelle, nicht jedoch in Spermien, was zur Folge hat, dass dieser kleine Teil des Erbmaterials nur von der Mutter vererbt wird und nicht, wie wohl die meisten von uns wissen, die von Gregor Mendel und seinen Gesetzen in der Schule gehört haben, von Mutter und Vater. Hierdurch entstehen bei der Vererbung **Matrilinien** (mütterliche Linien) und die erwähnten Forscher gingen von folgender Überlegung aus: Veränderungen im Erbmaterial entstehen durch **Mutationen**. Matrilinien haben bei Geschwistern den geringsten genetischen Unterschied, sind von seltenen Mutationen abgesehen in der Regel gleich, weil bei ihnen für neue Mutationen nur eine Generation lang Zeit war. Mit der Ferne im Verwandtschaftsgrad nimmt die genetische Ähnlichkeit ab. Und je weiter man in der biologischen Abstammung zurückgeht, desto größer wird der Kreis der über Matrilinien verwandten Menschen, bis er irgendwann jeden Lebenden einschließt. Die Folgerung ist, dass sämtliches menschliches mitochondrisches Erbmaterial auf eine allen Menschen gemeinsame Stammmutter, die **biologische Eva**, zurückgeht, wobei dabei diese eine Frau nicht notwendigerweise in einer kleinen Population lebte oder gar die einzige Frau ihrer Generation war. Hierzu kann man sich zur Veranschaulichung eine über viele Generationen immer gleich große statistische Population vorstellen mit zu jeder Zeit 15 Müttern (◘ Abb. 2.2). In jeder Generation muss es dann 15 Töchter geben, jedoch haben einige der Mütter gar keine, andere dafür zwei oder mehr. Weil also Matrilinien gelegentlich aussterben, ist es nur eine Folge der Zeit, wann alle ursprünglichen Linien bis auf eine einzige verschwunden sind. Für stabile Populationen rechnet sich dieser Zeitpunkt durch Multiplikation der Dauer einer Generation mit der doppelten Populationsgröße.

Die Befunde der erwähnten Autoren ergaben, dass die Variation des untersuchten Erbmaterials der Mitochondrien unter Afrikanern wesentlich größer ist als beim Rest der Menschheit. Es fanden sich 2 Gruppen von Erbmaterial unter Afrikanern, wovon nur eine mit dem Rest der menschlichen Weltpopulation gemeinsam ist. Nun wurde versucht, mithilfe einer **molekularen Uhr** (▶ Kap. 6) herauszufinden, wann diese Urmutter gelebt hat. Aus anderen Untersuchungen innerhalb des Tierreiches wusste man, dass dieses spezielle Erbmaterial sich etwa 2–4% pro Million Jahre verändert. In der menschlichen Studie unterschieden sich die ver-

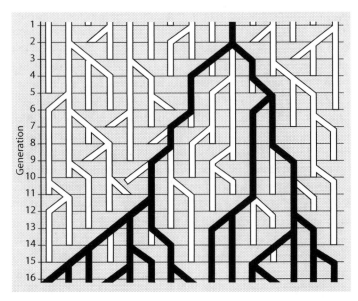

▣ Abb. 2.2 Für alle Mitglieder einer Population findet sich eine gemeinsame Vorfahrin in mütterlicher Linie. Die hier gezeigte Population bleibt gleich groß und enthält in jeder Generation 15 Frauen. Je nachdem, ob eine Frau eine Tochter hat oder nicht, pflanzt sich die Madrilinie fort oder endet. Bei mehreren Töchtern verzweigt sie sich. Es bleibt durch diese Umstände nur eine Linie übrig. (Aus Wilson und Cann 1992)

schiedenen DNA-Proben durchschnittlich um 0,57%. Daraus ergab sich, dass die verschiedenen Populationen der heutigen Weltbevölkerung auf eine Frau zurückgeführt werden können, die vor ca. 200.000 Jahren in Afrika gelebt hat – die **mitochondriale Eva**, wie Wilson sie nannte.

An dieser Hypothese gab es ursprünglich erhebliche methodische Kritik. Spätere Studien aus den Jahren 2000 und 2013 untermauerten jedoch die ursprünglichen Befunde. Sie zeigten die vollständige Separation von Afrikanern und Nichtafrikaner, lange Abstammungsäste in Afrika, aber sternförmige Struktur der Äste außerhalb, was charakteristisch ist für zeitlich kürzere Expansion außerhalb Afrikas. Die Zeit wurde in den Studien für die mitochondriale Eva eingegrenzt auf 175.000 ± 50.000 Jahre in der neuesten Studie auf 148.000–99.000 Jahre. Durch Y-chromosomale Studien (an dem Chromosom, das den männlichen Genotyp prägt und nur über Männer vererbt wird) konnte der Urvater nach der gewählten Terminologie »**Adam**« auf 156.000–120.000 Jahre festgelegt werden. Es ist erstaunlich, wie genau diese Daten mit der Datierung der fossilen Herto-Schädel (wir erinnern uns 150.000–154.000 Jahre) zusammenpassen. Rechnet man die molekularen

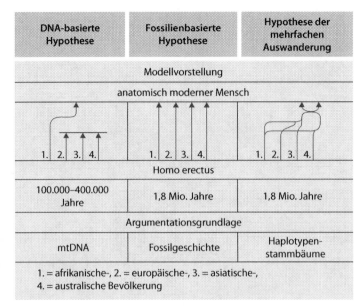

DNA-basierte Hypothese	Fossilienbasierte Hypothese	Hypothese der mehrfachen Auswanderung
Modellvorstellung		
anatomisch moderner Mensch		
1. 2. 3. 4.	1. 2. 3. 4.	1. 2. 3. 4.
Homo erectus		
100.000–400.000 Jahre	1,8 Mio. Jahre	1,8 Mio. Jahre
Argumentationsgrundlage		
mtDNA	Fossilgeschichte	Haplotypen-stammbäume

1. = afrikanische-, 2. = europäische-, 3. = asiatische-, 4. = australische Bevölkerung

◘ Abb. 2.3 Die verschiedenen Hypothesen zur Entstehung des modernen Menschen. (Aus Buselmaier 2015)

Daten in Jahre und Generationen bei einer damaligen Generationszeit von 20 Jahren um, so ist Homo sapiens vor 38.500 Jahren aus Afrika ausgewandert, also vor 1925 Generationen. Zum Vergleich: Seit Christi Geburt sind, bei einer Generationszeit unter verbesserten Hygienebedingungen von 33 Jahren, wie man heute rechnet, ca. 61 Generationen vergangen. Der moderne Mensch lebt also außerhalb Afrikas 31,5-mal länger als unsere moderne Zeitrechnung (◘ Abb. 2.3).

Die Bottle-neck-Theorie

Werner Buselmaier

W. Buselmaier, *Der Gen-Kultur-Konflikt,*
DOI 10.1007/978-3-662-49395-3_3, © Springer-Verlag Berlin Heidelberg 2016

Es existiert noch eine andere Theorie, die eine Art Urstammespaar zu belegen scheint, das aber wesentlich früher, nämlich zwischen dem Tier-Mensch-Übergangsbereich und der Entstehung des modernen Menschen gelebt haben muss. Eine annähernde Datierung ist hier allerdings nicht möglich. Hierzu zum Verständnis folgende Grundinformation: Unsere Gene sind im Zellkern auf verschiedene Verpackungseinheiten verteilt (◘ Abb. 3.1), die man als **Chromosomen** bezeichnet. Jede Tierart besitzt eine charakteristische Zahl dieser Verpackungseinheiten (der Mundiak, eine kleine Hirschart, z. B. 4, die Maus 40).

> ❯❯ Wir Menschen haben in jeder Körperzelle 46 Chromosomen.

Unsere nächsten Verwandten Gorilla, Orang Utan und Schimpanse 48. Da die Hominiden-Linie von einem gemeinsamen Vorfahren von Mensch und Schimpanse ausgeht, muss es also irgendwann zu einer Chromosomenreduktion von 48 auf 46 gekommen sein. Vergleicht man nun die Chromosomen von heute lebenden Menschen mit dem Schimpansen, so stellt man fest, dass Chromosom Nr. 2 des Menschen aus 2 kleineren Chromosomen zusammengesetzt ist, die in der Feinstruktur homolog zu solchen des Schimpansen sind. Eine solche Chromosomenfusion ist aber ein so seltenes Ereignis, dass es sicher nur ein einziges Mal stattgefunden hat und anschließend durch Inzucht stabilisiert wurde. Dieses Ereignis ist sicher wesentlich älter als die mitochondriale Eva. Es beweist aber, dass es bei der Menschwerdung mehr als einmal zu sogenannten **Flaschenhalsentwicklungen** gekommen sein muss. Die damaligen Populationen in Afrika waren sicherlich sehr klein und wurden immer wieder durch Natur- und andere Katastrophen reduziert. Dabei muss der menschliche Stamm also mindestens zweimal ausschließlich von einer einzigen Population und dort von einem einzigen Paar ausgegangen sein, das dann in mehreren Stufen sozusagen den Grundstock bildete für die Entwicklung der heutigen Menschheit. Insofern bestätigt sich, wenn auch aus evolutionärer und nicht aus theologischer Sicht, die Schöpfungsgeschichte des alten Testaments. Die Vorstellungen der Schriftgelehrten der damaligen Zeit, wie der Mensch entstanden sein könnte, lagen also, auch wenn man kein höheres Wesen bemühen möchte, gar nicht so falsch (◘ Abb. 3.2). Es gibt aber noch weitere Flaschenhalstheorien, die weit später datieren. Im Vergleich zu unseren nächsten Verwandten, den Menschenaffen, ist nämlich die genetische Vielfalt in einem Segment der mitochondrialen DNA, das häufig zu Datierungszwecken herangezogen

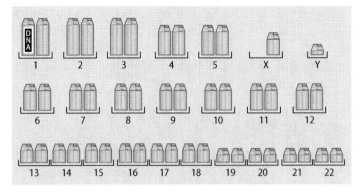

Abb. 3.1 Als Pakete stilisierter Chromosomensatz des Menschen in nach Größe geordneter Form mit 46 Chromosomen, darunter die Geschlechtschromosomen X und Y. (Bild Sigrid Göhner-Buselmaier)

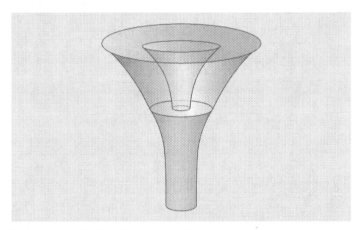

Abb. 3.2 Flaschenhals-Theorie »Großer Kegel = zu erwartende Vermehrung ohne Flaschenhals, kleiner Kegel = Vermehrung mit Flaschenhals«. (Bild Sigrid Göhner-Buselmaier)

wird, sehr gering. Schimpansen zeigen dort eine drei- bis vierfach größere Diversität. Nach Untersuchung von nur 19 Schimpansen fand sich eine höhere Diversität als bei der mitochondrialen DNA aller lebenden Menschen. Dies ist ein deutlicher Hinweis für eine relativ kleine Population von Homo sapiens vor 80.000–70.000 Jahren. Demnach hätten nur etwa 1.000–10.000 Individuen unserer Spezies damals größtenteils in Afrika gelebt. Nach einer allerdings umstrittenen Hypothese soll dieser genetische Flaschenhals zurückzuführen sein auf eine Super-Eruption des Vulkans Toba auf Sumatra vor etwa 74.000 Jahren, der eine extreme Kälteperiode ausgelöst und Homo sapiens an den Rand des Aussterbens gebracht habe.

Ein weiterer Flaschenhals soll vor 120.000 Jahren aufgetreten sein. Die Spezies Mensch soll nach einer 60.000 Jahre anhaltenden Kältezeit, bevor eine Teilpopulation Afrika verlassen hat, nur noch aus wenigen hundert Individuen bestanden haben, die an wenigen Orten überlebt haben.

Migration schon damals

Werner Buselmaier

W. Buselmaier, *Der Gen-Kultur-Konflikt*,
DOI 10.1007/978-3-662-49395-3_4, © Springer-Verlag Berlin Heidelberg 2016

Wir erinnern uns, dass die erste Migrationsbewegung von Homo erectus aus Afrika vor rund 1,8 Mio. Jahren stattfand. Dies wird uns später noch beschäftigen, nämlich bei der Frage, auf wen der moderne Mensch traf, als er in Europa ankam. Doch zunächst zu dessen Wanderungsbewegung. Es gibt heute gute Gründe (mitochondriale Belege) für die Annahme, dass es nur ein paar hundert Menschen waren, die Afrika auf dem Weg in die restliche Welt verließen. Es ist strittig, ob der moderne Mensch in Ostafrika oder im südlichen Afrika entstand, jedenfalls südlich der Sahara, die er überwinden musste, um nach Europa zu gelangen. Vor 70.000 Jahren war das Klima im nordöstlichen Afrika und auf der Arabischen Halbinsel feuchter und die Küstenbereiche wurden dadurch fruchtbarer. Gleichzeitig existierten im Bereich der Sahara mehrere große Flusssysteme; zuvor hätten riesige wüstenartige Landstriche eine Wanderung verhindert. In dieser Zeit war also der Weg für eine Migration offen und die Ernährungsmöglichkeiten für eine schrittweise Ausbreitung nach Norden gegeben und so erreichte der moderne Mensch schließlich vor 40.000 Jahren Eurasien und besiedelte von dort aus die restliche Welt. In Süd-, Mittel und Osteuropa, aber auch in West- und Teilen Zentralasiens traf er auf den **Neandertaler** (Homo neanderthalensis), der dort über Homo erectus und heidelbergensis aus der beschriebenen 1. Auswanderungswelle (vor 1,8 Mio. Jahren) bereits lebte. Dabei wird seit etwa 10 Jahren – denn so lange kann man mit zunehmendem Erfolg Genomanalysen an fossilem Material durchführen – darüber diskutiert, ob es zwischen dem modernen Menschen und dem späten Neandertaler, mit dem er dann ca. 10.000–20.000 Jahre zusammenlebte bevor dieser ausstarb (seit 20.000 Jahren gibt es nur noch Homo sapiens), zu einem Genfluss vom Neandertaler zum Homo sapiens gekommen ist. Verschiedene neue Untersuchungen scheinen zu belegen, dass etwa 1–4% (letzterer Prozentsatz in der Toskana) unserer Gene vom Neandertaler kommen. Dabei handelt es sich um solche Gene, die bei Personen südlich der Sahara nachweislich nicht vorkommen. Gegenwärtig wird, neben Erbgutvarianten des Fettstoffwechsels, der verstärkten Blutgerinnung und solchen mit neurologischen Auswirkungen, vor allem ein Erbfaktor diskutiert, der bei Personen südlich der Sahara nicht vorkommt und der an der Entwicklung der **hellen Hautfarbe** der Europäer beteiligt sein könnte, ein Phänomen, das das Überleben in Gebieten schwächerer Sonneneinstrahlung erst möglich gemacht hat.

Der Vollständigkeit halber sei noch erwähnt, dass nach neuen Befunden noch zwei weitere Menschenarten wohl eine gewisse Zeit neben dem modernen Menschen gelebt haben. Es handelt sich

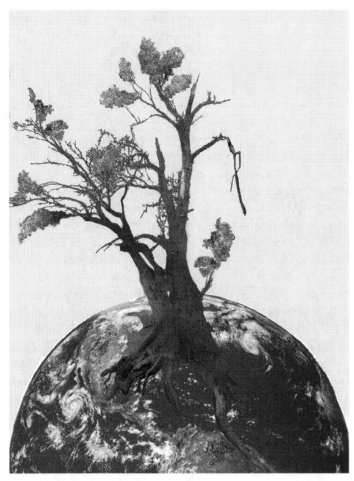

◻ Abb. 4.1 Unsere Wurzeln, Verzweigungen, Abbrüche, Katastrophen und frischen Zweige – der Baum als Sinnbild der Evolution. (Bild: Sigrid Göhner-Buselmaier)

um eine Art in einem Isolat die 2003 auf der indonesischen Insel Flores entdeckt wurde (**Homo floresiensis**), wobei der Knochenfund auf ein Alter von rund 18.000 Jahren datiert. Die Nachbarinseln waren zu dieser Zeit bereits durch den modernen Menschen besiedelt. Die zweite Art, der man bisher keinen Namen im Sinne einer Systematik gegeben hat, ist der **Denisova-Mensch**, ein entfernter Verwandter des Neandertalers und des modernen Menschen. Der Knochenfund aus dem südlichen Sibirien (Denisova-Höhle) wurde 2010 und 2011 auf DNA-Ebene beschrieben und auf ein Alter von rund 40.000 Jahren datiert (◻ Abb. 4.1).

Mit dem Auswandern des modernen Menschen aus Afrika und der Besiedelung der ganzen Welt ist der vorerst letzte Schritt einer langen biologischen Evolutionsgeschichte beschrieben. Doch die biologische Evolution ist nur zum Teil dafür verantwortlich, dass der Mensch sich so entwickelt hat, wie er heute ist. Seit jeher ist der Mensch ein soziales Lebewesen, das an das Leben in einer Gruppe angepasst ist. Ein solches Wesen benötigt soziale Strukturen und entwickelt damit eine Kultur, die einem ständigen Wandel unterliegt. Die ersten 30.000 Jahre ist wohl nicht viel passiert. Der Mensch lebte ein Nomadenleben als Jäger und Sammler. Der Ausgangspunkt der modernen Entwicklung war wahrscheinlich das »Sesshaft werden«, als der Mensch vor ca. 10.000 Jahren zum Bauern wurde und begann Ackerbau und Viehzucht zu betreiben. Man bezeichnet diese Zeit als **Neolithikum** oder **Jungsteinzeit**. Damals lebten auf der Erde 5 Mio. Menschen. Die ersten Lehmhäuser entstanden, wie man nach Ausgrabungen in der Südtürkei fand, vor über 9.000 Jahren. Auch 6.000 Jahre später (3.000 vor Chr.) hatte sich die Zahl mit 7 Mio. nicht wesentlich erhöht, es waren aber bereits die ersten Städte der Welt zwischen Euphrat und Tigris entstanden (ca. 4.000 v. Chr.) und die erste Schrift zur selben Zeit. Von dort an beginnt die Reise in die heutige Gegenwart. Es setzte ein starkes Wachstum der Weltbevölkerung ein. Um 500 vor Christi Geburt waren es bereits 10 Mio., zum Zeitpunkt des Beginns unserer Zeitrechnung 200 Mio. Die Milliardengrenze wurde kurz nach 1800 erreicht und die industrielle Revolution, bessere Ernährung und medizinischer Fortschritt sorgten dafür, dass wir im Jahre 2000 6,1 Mrd. Menschen auf der Welt zählten. Heute sind es fast 7,3 Mrd. und viele Prognosen deuten darauf hin, dass wir 2050 die 10 Mrd. Grenze überschreiten oder ihr mindestens sehr nahe kommen. Diese Zahlen beschreiben deutlich den Konflikt zwischen biologischer und kultureller Evolution des Menschen, den Konflikt zwischen unseren herkunftsbedingten biologischen Grundlagen, Anpassung oder Anpassungsfähigkeit an moderne Gegebenheiten einerseits und der kulturellen Entwicklungen im digitalen Zeitalter andererseits. Dabei stellt sich die zentrale Frage, inwieweit beide Prozesse überhaupt konvergieren.

Das entschlüsselte Morsealphabet des Lebens

Werner Buselmaier

W. Buselmaier, *Der Gen-Kultur-Konflikt*,
DOI 10.1007/978-3-662-49395-3_5, © Springer-Verlag Berlin Heidelberg 2016

Kommen wir nach der Frage **woher wir kommen** zu dem Thema **wohin wir gehen**. Die Molekularbiologie und die Erforschung der menschlichen Genetik haben hier in den letzten Jahrzehnten mit atemberaubender Geschwindigkeit zu einem Erkenntniszuwachs geführt, der uns nicht nur tief in unsere eigenen Konstruktionspläne und den Funktionsablauf schauen lässt, sondern gleichzeitig direkt Einfluss auf unsere künftige Lebensgestaltung haben wird. Und wahrscheinlich stehen wir erst am Anfang dieses Prozesses der Erforschung von uns selbst und der übrigen belebten Natur mit erheblichen Konsequenzen für praktisch alle Bereiche unseres Lebens. In der Medizin wird dies beispielsweise zu einer **individualisierten** Behandlung jedes Einzelnen entsprechend seiner physiologischen Reaktionen führen, was die bisherige mehr **empirische** Behandlung, die auf Erfahrungswerten beruht, ablöst. Wir werden persönliche gesundheitliche Lebensrisiken und Krisen oft Jahrzehnte voraussagen können und uns der Frage stellen müssen, ob wir das überhaupt sollen und wollen (▶ Abschn. 15.2). Wir werden Begabungen und Schwächen aus den Konstruktionsplänen des Einzelnen erkennen und auf einer höheren Ebene als jetzt damit umgehen müssen, dass unser individuelles Schicksal mitgeboren ist und keine Chancengleichheit existiert. Wir werden herausfinden, wie altruistisch oder egoistisch, wie friedliebend oder aggressiv unsere Reaktionsnormen sind (▶ Kap. 14), letztlich wie neurophysiologisch adaptiv wir sind oder, ob unserem Gehirn Grenzen gesetzt sind, die unsere genetische Herkunft vorgibt und die wir nicht überschreiten können.

Was hat also unsere Erbsubstanz, unsere DNA mit uns vor? Wir haben bisher diese Abkürzung im Text mehrfach bei der Erklärung der menschlichen Evolution benutzt, sodass es an der Zeit ist, Erbsubstanz oder DNA näher zu erklären.

Die Bausteine der gesamten Natur sind **Moleküle**. Ihre Vielfalt ermöglicht eine schier endlose Variabilität und sie steuern alle biologischen Prozesse. Eines dieser Moleküle ist das Molekül des Lebens und es ist sicherlich das phantastischste von allen.

▶ Sein Name ist **Desoxyribonukleinsäure**, abgekürzt nach der englischen auch bei uns geläufigen Schreibweise, DNA (Desoxyribonucleic acid).

Ohne DNA kann kein Leben entstehen und existieren, mit einer kleinen Einschränkung bei sehr einfachen Organismen, die ein leicht verändertes Molekül besitzen, die **RNA** = Ribonukleinsäure. Sie ist Hard- und Software zugleich: Sie kodiert die Baupläne aller Individuen, aber auch ihre lebenslange Steuerung. Die Evolution der Organismen, mit dem Menschen als deren vorläufiger und ohne globale Katastrophe wohl auch endgültiger Endstufe, ist eine Evolution der DNA. Sie ist die Erbsubstanz, das Genom, einzelne Abschnitte dieser DNA sind die Erbfaktoren, die man in der Genetik als Gene bezeichnet.

> **Das Gen ist also die Informationseinheit, die DNA eines Organismus, das Genom, ist das Informationspaket.**

Jede Zelle eines Organismus enthält das gesamte Genom. Einfachere Organismen, wie z. B. Bakterien kommen natürlich mit weniger Informationen aus, kompliziertere Organismen benötigen mehr. Der Mensch als der am höchsten entwickelte Organismus hat aber erstaunlicherweise nicht etwa das größte Genom und auch nicht die höchste Genzahl. Südamerikanische Lungenfische haben das bisher größte bekannte Genom. Es ist mehr als doppelt so groß wie das des Menschen und manches Unkraut hat genau so viele Gene wie der Mensch. Biologische Komplexität wird also mehr auf Ebene der Proteinmoleküle erzeugt als einfach durch die Anzahl der Gene.

Die DNA ist der Informationsträger und die Information ist kodiert. Das Morsealphabet benutzt zur Kodierung den Code »kurzes Signal, langes Signal, Pause«, unsere Schrift 26 Schriftzeichen und der Computer 0 und 1. Das »Morsealphabet des Lebens« besteht aus 4 verschiedenen Zeichen, die je in einer Dreierkombination, also einem 3er-Raster-Code einen Baustein eines Protein kodieren.

Die Reihe der Dreierkombinationen enthält die genaue Information zum Bau eines Proteins und ist ein Gen.

Die Zeichen sind wie Perlen auf einer Schnur hintereinander geordnet. Es gibt zwei solcher Schnüre nur mit inhaltlich komplementärer Zeichenfolge und gegenläufiger Polarität, wobei sich die zueinander passenden Zeichen gegenüberstehen. Beide Schnüre sind zu einer Doppelschnur (**Doppelhelix**) umeinander gewunden (◘ Abb. 5.1)

Mehrere solcher Doppelschrauben, beim Mensch 46, bilden das **Genom**.

Nach diesen Informationen werden dann die **Proteine** gebildet, wobei es für sie 20 verschiedene Protein-Bausteine gibt, die dann je nach Reihenfolge und nach spezifischer Faltung die Vielfalt aller Proteine ergeben. Wir sind also tatsächlich ähnlich aufgebaut wie ein Computer, allerdings mit dem entscheidenden Unterschied, dass ein Computer eine zumindest bis jetzt extern und separat gebaute Maschine steuert, die DNA dagegen ihre Maschinen, die Proteine in ihrem Zusammenspiel selbst baut und auch gleichzeitig steuert, also – wie erwähnt – Hard- und Software in einem ist.

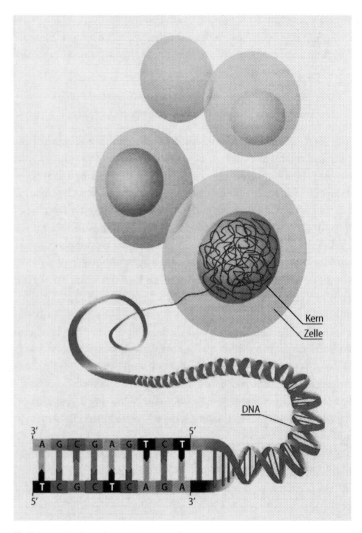

◻ Abb. 5.1 Struktur der DNA. (Aus Buselmaier 1995)

1990 begann man, nachdem raffinierte neue Analysetechniken entwickelt waren, mit dem weltweit größten Projekt der Biologie die Sequenz dieser Zeichen auf der DNA, dem Schriftsatz des Lebens, zu lesen. 2003 zum 50. Jahrestag der Entdeckung der Doppelhelixstruktur der DNA wurde dann die genaue Sequenz des gesamten entschlüsselten menschlichen Genoms bekanntgegeben und in den Jahren danach noch verfeinert.

Heute wissen wir:

❯ **Das menschliche Genom hat etwas mehr als 3 Mrd. Zeichen. In diesen Zeichen sind 20.000–21.000 proteinkodierende Gene und etwa 6.000 regulatorische Gene kodiert.**

Die vielleicht größte Überraschung dabei war, dass es weit weniger Gene waren, als man ursprünglich rechnerisch zur Konstruktion eines so komplexen Organismus, wie dem des Menschen, angenommen hatte, und dass tatsächlich nur etwas mehr als 5% des gesamten Genoms Gene kodiert. Der Rest sind teilweise virale Sequenzen, die wir uns während der Evolution eingefangen haben, Genschrott, von der Funktion her unbekannte Abschnitte zwischen und innerhalb von Genen und sicherlich noch einige bisher funktionell noch nicht entschlüsselte kleine Geheimnisse der Biologie (▶ Kap. 7). Überflüssige Sequenzen kann die DNA nicht so ohne weiteres wieder loswerden. Hierzu wären komplizierte Mutationsschritte notwendig, die diese ausschneiden. Die DNA hat aber weder einen Erkennungs-, noch ein Eliminationssystem hierfür.

Viele dieser Gene sind auch von ihrer Funktion her entschlüsselt, von anderen haben wir eher vage Vorstellungen, von wieder anderen gar keine. Insgesamt sind wir also natürlich noch weit entfernt davon, das komplexe Zusammenspiel der Proteine in einer Zelle zu verstehen. Wir sind aber als erste Generation der Geschichte auf dem Weg dazu zu verstehen, wie Leben in naturwissenschaftlichem Sinne funktioniert und müssen uns damit auseinandersetzen im Sinne der gesamten Menschheit und im Sinne jedes Einzelnen, wie uns unser Genom, unser biologisches Erbe, steuert, vielleicht limitiert oder manipuliert, oder ob es in intellektuellem Sinne grenzenlose Zukunftsentwicklungen zulässt. Von dem Nobelpreisträger und Ethologen Konrad Lorenz ist der berühmte Satz überliefert:

» Das längst gesuchte Zwischenglied zwischen den Affen und den wahrhaft humanen Menschen sind wir.

Inzwischen wissen wir, dass wir 95% der DNA-Bausteine mit unserem nächsten Verwandten, dem Schimpansen gemeinsam haben. Wird also, zugegebenermaßen nicht ganz ernst gemeint, der Rest es schaffen, uns zu humanen Menschen zu machen, oder werden wir die alten evolutionsbedingten »Haudegen« bleiben, die sich in Kriegen ewig gegenseitig vernichten (Es sei jedoch angemerkt, dass Schimpansen sich normalerweise nicht gegenseitig umbringen). Der gegenwärtige Eindruck von der Verfassung der Welt scheint eher letzteres zu bestätigen. Doch dazu mehr in den Kapiteln 14 und dem Abschnitt 16.3.

Mutation, Selektion und der Takt der molekularen Uhr

Werner Buselmaier

W. Buselmaier, *Der Gen-Kultur-Konflikt*,
DOI 10.1007/978-3-662-49395-3_6, © Springer-Verlag Berlin Heidelberg 2016

6.1   Mutation und Selektion

Veränderungen in der Schrift werden durch Veränderungen der Schriftzeichen vorgenommen. Nehmen wir die Worte »da, das, daß oder dass«. Durch Hinzufügen eines »s« an »da« wird die Bedeutung des Wortes verändert, ebenso durch den Austausch von »s« zu »ß« oder »ss«. Anders ist dies bei »ß« und »ss«, hier wird die Bedeutung nicht verändert, sondern man schreibt nach gewissen grammatischen Regeln das Wort eben einmal mit »ß« und einmal mit »ss« bzw. durch die letzte Rechtschreibreform hat man eben entschieden, dass »daß« heute immer mit »ss« statt früher mit »ß« geschrieben wird. Ähnlich verhält es sich mit dem **biologischen Code**. Veränderungen in der Zeichenart oder Folge können entweder zu Bedeutungsveränderungen führen oder sie sind neutral, wie bei der Sprache die Phonetik des Wortes »dass bzw. daß«.

Solche Veränderungen im Code der DNA werden als **Mutationen** bezeichnet. Sie sind grundsätzlich zufällig und ungerichtet, wobei es positive, negative und neutrale Mutationen gibt. Positive Mutationen sind die Triebfeder der Evolution, negative führen zu einer Bandbreite, die von genetisch bedingten Varianten über leichtere oder schwere genetische Erkrankungen bis zum Tod eines Individuums reichen. Neutrale Mutationen bleiben phänotypisch oder physiologisch unbemerkt. Positive und negative Mutationen betreffen in der Regel die proteinkodierenden Bereiche des Genoms (wir erinnern uns: Nur 5% des Genoms kodieren für Gene). Neutrale Mutationen finden überwiegend im nicht-kodierenden Bereich statt. Mutationen müssen aber nicht nur Veränderungen innerhalb eines Gens (Genmutationen) sein, sie können auch ganze Chromosomenbezirke verändern oder sogar eine zahlenmäßige Veränderung der Chromosomen eines Organismus herbeiführen (Chromosmenmutation). Wir erinnern uns, dass es bei der Menschwerdung eine Veränderung von 48 auf 46 gegeben hat. Auch Chromosomenumbauten an verschiedenen Chromosomen haben bei der Menschwerdung eine große Rolle gespielt, wie man durch Vergleich der Chromosomensätze von Mensch, Schimpanse, Gorilla und Orang-Utan nachweisen kann.

Jede Mutation mit Auswirkung auf den Organismus wird letztendlich an der Natur geprüft, sie wird der **Selektion** unterworfen. Ein Selektionsvorteil kann zu einer langsamen Veränderung des **Genpools** führen, also zu einer quantitativen Verschiebung aller Variationen in einem bestimmten Gen oder Chromosomenbezirk (◘ Abb. 6.1). Bei höheren Organismen ist dies ein Prozess von in der Regel vielen tausenden von Jahren.

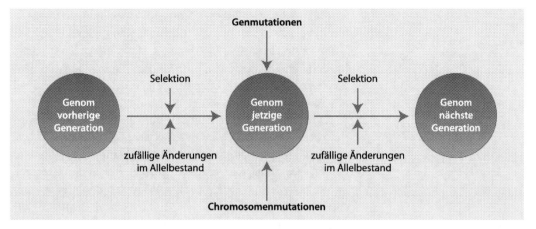

□ Abb. 6.1 Mutation und Selektion als treibende Kräfte der Evolution. (Aus Buselmaier 2015)

Solche Selektionsprozesse sind sehr unterschiedlich in ihrer Geschwindigkeit. Sie hängen von der Generationsdauer und der Populationsgröße ab. So haben viele Bakterien eine Generationsdauer von 20 Min. und vermehren sich z. B. in einer Nährlösung innerhalb von wenigen Stunden zu einer Populationsgröße von oft mehr als 10^9 Keimen. Hier kann ein Selektionsvorteil (z. B. Antibiotikaresistenz) sehr schnell fixiert werden. Der Mensch dagegen hat bekanntlich eine **Generationsdauer von 33 Jahren** und selbst eine positive genetische Veränderung kann je nach Selektionsdruck tausende bis zehntausende von Jahren (siehe Entstehung der hellen Pigmentierung bei Europäern, ▶ Abschn. 9.2.5) benötigen, um sich durchzusetzen und auch dann nur eine bestimmte geographische Region betreffen. Weiterhin hängt die Selektion natürlich von der **Funktion des betreffenden Proteins** ab. Essentielle Gene sind z. B. hoch konserviert, weil sie für das Überleben einer Art, einer Gattung oder gar eines Tierstammes unabdingbar sind. Folglich kann sich eine Mutation dort nur behaupten, wenn sie innerhalb der Art einen Fortpflanzungsvorteil besitzt. Und natürlich hängt die Selektionsgeschwindigkeit von Änderungen in der natürlichen Selektion, d. h. von Änderungen der **Auslesebedingungen** z. B. durch Besiedelung einer anderen geographischen Region mit anderen klimatischen Verhältnissen ab. Auch hier ist die Entstehung der weißen Hautfarbe ein gutes Beispiel. Auf die Art des Funktionsdruckes auf die Pigmentierung werden wir in ▶ Abschn. 9.2.5 eingehen.

Die **Mutationsrate** für ein einzelnes Gen beträgt unabhängig vom evolutionären Entwicklungsstand also beim Menschen genauso wie beim Bakterium ca. 1:100.000 bis 1:1 Mio. Dies bedeutet, dass wohl jeder neugeborene Mensch mit einer bis mehreren spontanen Neumutationen zur Welt kommt, wenn man das gesamte Genom betrachtet einschließlich des nicht-kodierenden Bereichs. Insofern sind Mutationen, auf das Individuum bezogen, also durchaus keine seltenen Ereignisse. Da jedoch die meisten dieser Mutationen neutral bzw. bei einem hochentwickelten Wesen wie dem Menschen eher negativ sind, werden sie sich auf die Veränderung der Spezies Mensch kaum auswirken. Das bedeutet letztlich, und dies wird nachfolgend durch die Erklärung der molekularen Uhr belegt werden, dass genetisch gesehen der moderne Mensch immer noch an die Lebensweise und Umwelt des Neolithikums angepasst ist: an ein Leben in kleinen Gruppen als nicht-sesshafte Jäger und Sammler.

> **Genetisch betrachtet ist der Mensch immer noch an ein Leben angepasst, in dem er als nicht-sesshafter Jäger und Sammler in kleinen Gruppen lebte.**

6.2   Die molekulare Uhr

Nachdem im vorhergehenden Text häufig auf die molekulare Uhr bzw. auf Mutationen in der mitochondrialen DNA Bezug genommen wurde, ist es an der Zeit, diese vom Prinzip her zu erklären. Die Idee der molekularen Uhr geht auf die Überlegung zurück, dass man durch **Sequenzvergleich von Genen und Proteinen** unterschiedlicher Organismen **deren evolutionäre Verwandtschaft** ermitteln kann. Grundlage hierfür ist das zufällige Auftreten von Mutationen, die Veränderungen im Erbgut bewirken und die Tatsache, dass die Mutationsrate über Jahrmillionen konstant bleibt. Sie liegt im Bereich von 0,2–1% pro 1 Mio. Jahre. Dabei zieht man häufig nicht-kodierende Bereiche des Erbguts heran, deren Evolution insofern schneller abläuft als kein verändertes Genprodukt der Selektion ausgesetzt ist. Besonders bevorzugt wird mitochondriale DNA, da sie, wie weiter oben ausgeführt, rein mütterlich vererbt wird, sodass man reine Matrilinien aufstellen kann, die nicht der Mendel-Vererbung unterliegen. Zur Kalibrierung werden Referenz-Arten herangezogen, bei denen der Zeitpunkt der Aufspaltung einer Art durch Fossilbefunde bekannt ist. Grundsätzlich gilt:

> **Je mehr Mutationen vorhanden sind, desto länger hat die Entwicklung gedauert.**

Mit molekularbiologischen Untersuchungen mit der Methode der molekularen Uhr kann also ermittelt werden, wann sich Arten und Populationen voneinander getrennt haben, womit sowohl Aussagen über Artentstehung als auch über Migrationsbewegungen und Vermischungen von Populationen oder deren Veränderungen gemacht werden können. Da man durch die Entwicklung sehr schneller **Genomsequenzierungsmethoden** (▶ Abschn. 15.2.1) in allerjüngster Zeit das Genom von Einzelindividuen in wenigen Stunden sequenzieren kann, wurden als Weiterentwicklung des Human-Genom-Projekts kürzlich die Genome von 2.504 Menschen aus allen Populationen der Welt sequenziert. Diese Methode wird neben anderen wichtigen medizinischen Erkenntnissen auch dazu führen, die »Ganggenauigkeit« des evolutionären Ablaufs beim Menschen und seine Migrationsbewegungen noch besser kennenzulernen.

Das Modulsystem Mensch

Werner Buselmaier

W. Buselmaier, *Der Gen-Kultur-Konflikt*,
DOI 10.1007/978-3-662-49395-3_7, © Springer-Verlag Berlin Heidelberg 2016

Ray Charles (1930–2004), der weltberühmte US-amerikanische Musiker, hat einmal formuliert:

» Wenn Gott uns perfekt erschaffen hat, dann haben irgendwann im Laufe der Zeiten die Gene angefangen, alles zu vermasseln.

Überträgt man diesen Satz in die moderne Biomedizin, so kann man feststellen, dass wir heute wissen – wie mehrfach erwähnt -, dass nur ca. **5% unseres Genoms** für proteinkodierende oder regulatorische Sequenzen benötigt werden. Die restlichen 95% sind nach unserem heutigen Wissen nicht-kodierend. Dennoch werden 85%, möglicherweise über 90% des Genoms im Zellkern übersetzt, d. h. die Sequenzen werden auch biologisch gelesen, wobei wir über die Funktion dieser Sequenzen noch sehr wenig wissen, da das Hauptaugenmerk der Wissenschaft sich hauptsächlich bisher auf die proteinkodierenden Sequenzen fokussiert hat. Und tatsächlich war man bis vor wenigen Jahren noch der Ansicht, dass der größte Teil des Genoms sozusagen biologischer »Schrott« sei. Dies trifft auch sicherlich für einen Teil dieser Sequenzen zu, da sie, wie man aus der Abfolge ihrer Bausteine ablesen kann, Genfragmente oder nicht mehr funktionelle Gene, deren Zahl man auf etwa 20.000 schätzt, darstellen. Betrachtet man die Abfolge der Bausteine der restlichen Sequenzen, die nicht für Gene kodieren, so ist allgemein anerkannt, dass etwa die Hälfte des Genoms offenbar **viraler Herkunft** ist, also von Viren abstammt, die sich im Laufe der Evolution sozusagen nach Infektionen in das menschliche Genom dauerhaft integriert haben. Möglicherweise ist der Anteil sogar noch höher (bis zu 70%), da viele Sequenzen durch Mutationen so stark verändert sind, dass ihr viraler Ursprung nicht mehr zweifelsfrei zu erkennen ist. Sie sind also historisch ererbte Fremdsequenzen, sozusagen ein Zeugnis unserer biologischen Kontakte während unserer Entstehungsgeschichte, Parasiten im Erbgut mit denen sich der Mensch arrangiert hat. Und dieser Prozess ist auch heute noch nicht abgeschlossen. Das bekannteste Beispiel hierfür ist das AIDS-Virus. Überspitzt könnte man behaupten, dass nur ein kleiner Teil unserer Erbanlagen das ausmacht, was das eigentlich Menschliche ist.

Betrachtet man darüber hinaus die Unterschiede im Genom verschiedener Populationen auf der Erde, so hat das kürzlich abgeschlossene 1.000-Genome-Projekt von 2.504 Einzelpersonen aus allen Teilen der Welt 88 Mio. Variationen gefunden, wobei 85 Mio. nur einen einzigen Baustein betreffen. Ein Teil dieser Variationen ist sicherlich darauf zurückzuführen, dass die ererbten Fremdsequenzen in verschiedenen Teilen der Welt leicht unterschiedlich waren und sich an unbedeutenden Stellen des Erbguts befinden, aber auch auf selektionsbedingten Unterschieden beruhen, die zu Genvarianten geführt haben. Man betrachte nur die unterschiedliche Verteilungshäufigkeit der Blutgruppen A, B und 0 in der Weltbevölkerung, die in Verbindung gebracht wird mit Selektionsvorteilen gegenüber Infektionskrankheiten oder dem Selektionsvorteil von Mischerbigen für eine Hämoglobinvariante bei der Malaria tropica (► Abschn. 11.1), um zwei klassische Beispiele zu nennen.

Allerdings haben wir bis jetzt nur einen kleinen Teil dessen betrachtet was wir an Genen mit uns herumtragen (nämlich die unserer eigenen Zellen) und dieser zeigt schon, dass wir genetisch gesehen nicht ein, sondern eigentlich ein Sammelsurium vieler Organismen sind. Damit aber nicht genug: Betrachtet man nämlich unser direktes genetisches Umfeld, das, was wir sonst an Genen in und auf uns tragen, so stellt man fest, dass das menschliche **Metagenom**, wie es von Wissenschaftlern bezeichnet wird, nur zu etwa 10% aus Zellen mit menschlicher DNA besteht. Wir beherbergen nach aktuellen Schätzungen 100-mal mehr verschiedene Gene als unser eigenes Genom.

> **Das menschliche Metagenom ist nur zu 10% aus menschlicher DNA aufgebaut.**

Unsere eigenen Gene sind also tatsächlich eine verschwindend geringe Menge verglichen zu den tausenden Genomen der Bakterien und Viren und je nach Hygienesituation auch Parasiten, die in und auf dem Menschen existieren. Es macht daher in der Zukunft – und dieses Forschungsgebiet steht erst am Anfang – wohl wenig Sinn, die Steuerung menschlicher physiologischer und pathologischer Prozesse ausschließlich auf das menschliche Genom bezogen zu betrachten. Menschen werden durch ihr Metagenom gesteuert, wobei tausende mikrobielle Zellen sich in einer einzigen menschlichen infizierten Zelle aufhalten können, die eine ungeheure Anzahl von Gen-Produkten produzieren, die nicht durch unser eigenes Genom kodiert sind, aber teilweise in Wechselwirkung mit unseren eigenen Genprodukten treten.

Schon länger bekannte Beispiele für die Tatsache, dass der Mensch auch einen Teil seiner Mikroflora und damit seines Metagenoms essentiell zu seiner eigenen biochemischen Gleichgewichtserhaltung benötigt, gibt es mehrere. Mikroorganismen, die die Mikroflora des Dickdarms bilden, leben einerseits von der Nahrung, die der Mensch zu sich nimmt, andererseits wirken sie beim Aufschluss von Nahrungsmitteln sowie beim Aufbau von Wirkstoffen, wie **Vitaminen**, mit. Zudem sind sie die Gegenspieler von Krankheitserregern. Die Biomasse an Mikroorganismen im Darm hat ein Gewicht von ca. 1,5 kg und besteht aus über 1000 Bakterienarten. Werden sie durch Antibiotika zerstört, z. B. bei einer infektionsbedingten Antibiotika-Therapie, so können sich resistente Keime rasch vermehren und Durchfall verursachen. Ein anderes Beispiel sind die für Säuglinge lebenswichtigen **Lactobazillen**. Sie sind notwendig für die Vitaminsynthese und machen 90% der Darmflora von Brustkindern aus. Ihr Wachstum garantiert eine in Frauenmilch enthaltene Stoffgruppe, der sog. **Bifidus-Faktor**, der z. B. in Kuhmilch nicht enthalten ist. Dies führt bei Kuhmilchernährung zur Überwucherung mit anderen Bakterien.

Bei gesunden Frauen enthält 1 Milliliter (=1/1000 Liter) Scheidenflüssigkeit 100 Mio.–1 Mrd. Keime, überwiegend verschiedene Arten von Lactobazillen. Diese verhindern die Vermehrung von pathogenen Keimen und verstoffwechseln gleichzeitig das in vaginalen Zellen gebildete Glykogen zu Milchsäure, die wiederum für das saure Milieu in der Vagina verantwortlich ist – ein wichtiger Bewegungshemmfaktor, der defekte Spermien an der Befruchtung hindert und somit für eine Selektion in Richtung der stärkeren und gesunderen Spermien sorgt.

Auch die menschliche Hautoberfläche ist ständig mit bis zu 1000 Keimen pro Quadratzentimeter besiedelt. Diese normale Keimflora stellt einen wichtigen Faktor dar, um die Hautoberfläche gegenüber dem Eindringen pathogener Anflugkeime unempfindlich zu machen.

> ❯❯ Diese wenigen Beispiele zeigen, dass der Mensch mit einem Teil seines Metagenoms und dessen Stoffwechselprodukten in freundschaftlicher Wechselbeziehung bis Abhängigkeit steht.

Andere Teile des Metagenoms, nämlich pathogene Erreger, zielen mehr auf Schädigung oder Vernichtung ab, sind für viele Infektionskrankheiten und auch für bestimmte Krebserkrankungen verantwortlich. Man kann den Menschen also vergleichbar einem Modulsystem beschreiben. Einige Module sind gekoppelt zum gegenseitigen Nutzen, andere eher geduldet und wieder andere versuchen die zentrale Steuereinheit zu vernichten. Insofern passt der vor einigen Jahren publizierte Buchtitel des Philosophen David Richard Precht, wenn auch in völlig anderer Bedeutung: »Wer bin ich – und wenn ja, wie viele?« auch für die Biologie des Menschen.

Die Evolution in uns und um uns

Werner Buselmaier

W. Buselmaier, *Der Gen-Kultur-Konflikt*,
DOI 10.1007/978-3-662-49395-3_8, © Springer-Verlag Berlin Heidelberg 2016

Die Taktgeber der menschlichen Evolution sind, wie bereits mehrfach erwähnt, Mutation und Selektion. Doch die biologische Evolution ist nur zum Teil dafür verantwortlich, dass der Mensch sich so entwickelt hat, wie er heute ist. Seit jeher ist Homo sapiens ein soziales Wesen, das an das Leben in einer Gruppe angepasst ist. Ein soziales Wesen benötigt soziale Strukturen und entwickelt damit eine Kultur, die einem ständigen Wandel unterliegt. Die Evolution sozialer Strukturen und damit von Kultur beschreibt man als **soziokulturelle Evolution**.

Damit präzisiert sich die Fragestellung dieses Buches auf den Konflikt zwischen der biologischen und kulturellen Evolution des Menschen und stellt die Frage, inwieweit beide Prozesse überhaupt konvergieren. Schwerpunktmäßig werden hierfür in dem nächsten Kapitel Probleme beschrieben, die man unter dem relativ neuen Wissenschaftsgebiet »**Evolutionäre Medizin**« zusammenfasst.

Die praktizierte Medizin beschränkt sich bislang auf die unmittelbaren Ursachen einer Krankheit, also auf die physiologischen, anatomischen und heute auch teilweise molekularen bzw. genetischen Voraussetzungen. Der Mensch wird dabei isoliert und nicht als Produkt einer 3 Mrd. Jahre langen Evolutionsgeschichte betrachtet. Die Folge davon ist, dass grundlegende evolutionsbiologische Ursachen für Gesundheit und Krankheit erst gar nicht betrachtet und damit nicht tiefgreifend verstanden werden. Die evolutionäre Medizin, Anfang der 1990er Jahre begründet von dem Mediziner Randolf Nesse und dem Evolutionstheoretiker George C. Williams, sieht dagegen den Menschen als Ergebnis einer langen Entwicklung.

> ❯ Diese Betrachtungsweise im Licht der Evolution ist für das Verständnis der Natur sowohl des gesunden wie des kranken Menschen von außerordentlicher Bedeutung.

Der unmittelbare Ansatz unserer praktizierten Medizin wird also durch die evolutionäre Medizin durch einen wegweisenden Ansatz ergänzt, der nach der Abstammungsgeschichte von Entwicklungsvorgängen fragt und danach, warum sich bestimmte Mechanismen herausgebildet und stabilisiert haben. Es ist zu erwarten, dass dies zu einem tieferen Verständnis des Krankheitsgeschehens führt, zu einer besseren Anpassung unserer Lebens- und Arbeitsverhältnisse an unseren Körper und Geist sowie zu Verhaltensänderungen in unserer persönlichen Lebensführung bis hin zur Akzeptanz bestimmter Krankheitssymptome und Befindlichkeiten als Kompromiss an unsere moderne Lebensführung. Die zunehmende Erkenntnis, dass es zum vollständigen Verständnis einer Krankheit sowohl unmittelbarer als auch evolutionsbiologischer Erklärungen bedarf, ist in allerjüngster Zeit auch in die Ausbildung von Medizinstudenten, für die es ja bundesweit standardisierte Lernzielkataloge gibt, eingebracht worden.

❯❯ **Um Erkrankungen wirklich verstehen zu können, bedarf es auch des Blickes auf evolutionsbiologische Vorgänge und Hintergründe.**

Entscheidende Fragen, die der neue integrative Ansatz stellt und die den Konflikt zwischen unserem archaischen Genom mit der Geschwindigkeit unserer kulturellen Entwicklung betreffen, sind:

- Ist Krankheit ein natürlicher Begleiter der menschlichen Existenz?
- Ist der menschliche Körper an seinen modernen Lebensstiel angepasst?
- Sind Krankheiten zu einem guten Teil ein Tribut an die kulturelle Entwicklung?
- Welche neuen Erkrankungen werden möglicherweise oder bereits jetzt absehbar in Zukunft entstehen?
- Wird sich der Konflikt zwischen unserem Genom und der neuen digitalisierten Welt verschärfen?

Fast alle Krankheiten, mit denen die heutige Medizin konfrontiert ist, sind ausgesprochen jung:

Sie entstanden erst, als der Mensch vor ca. 10.000 Jahren sesshaft wurde und die Bevölkerungsdichte zunahm, wie am Beispiel von **Infektionskrankheiten** erkennbar wird. Von den heute bekannten über 1.400 Krankheitserregern stammen 58% ursprünglich von Tieren und hiervon der überwiegende Teil von Säugetieren (20% von Primaten). Viele Infektionskrankheiten des Menschen sind durch einen Artensprung von Haustieren entstanden. Masern und Tuberkulose stammen vom Rind, das vor ca. 8.000 Jahren domestiziert wurde. Grippe stammt vom Schwein, das vor ca. 10.000 Jahren domestiziert wurde. Pocken stammen wahrscheinlich vom Kamel, Ebola, um eine Epidemie der jüngsten Zeit zu nennen, die die Medizin in größte Probleme gebracht hat, wahrscheinlich von Flughunden.

Ergänzend zu den Infektionskrankheiten, zu deren Ursache wir gleich zurückkehren, sollte noch erwähnt werden, dass auch **Tumore** – ebenfalls ein breites Krankheitsgeschehen, dem sich die Medizin in den letzten Jahrzehnten zunehmend stellen muss – erst dadurch medizinisch relevant geworden sind, dass der Mensch durch veränderte Hygiene-, Ernährungs- und Umgebungsbedingungen älter wurde und dadurch »seinen Krebs erlebt«. Ähnlich verhält es sich mit gesundheitlichen Problemen, die mit den

Wechseljahren der Frauen verbunden sind. Die Wechseljahre haben Frauen vor einigen Generationen schlicht nicht erlebt, ebenfalls wegen der weit geringeren damaligen Lebenserwartung.

Die Siedlungsgeschichte mit der für Infektionskrankheiten notwendigen Bevölkerungsdichte, die dadurch bedingte Nähe zu Exkrementen, Abfällen, Ratten, Mäusen usw. und das enge Zusammenleben mit Haustieren sind die Voraussetzungen für die Entstehung von Infektionskrankheiten und deren schnelle Ausbreitung zu Epidemien. Dabei hatte man lange gehofft, dass durch den medizinischen Fortschritt und vor allem den Einsatz von Impfungen und Antibiotika Infektionskrankheiten eines Tages keine große Rolle mehr spielen würden. Doch inzwischen hat sich Ernüchterung breitgemacht. Von 1940–2004 sind 325 Infektionskrankheiten neu entstanden bzw. wieder aufgetreten. Grund hierfür sind kulturelle Veränderungen wie:

- die veränderte Landnutzung oder veränderte landwirtschaftliche Methoden, etwa industrielle Massentierhaltung;
- der schlechte Gesundheitszustand von Populationen (vor allem in Entwicklungsländern);
- Krankenhäuser und medizinische Verfahren (Hospitalkeime und Antibiotika);
- eine schnelle Evolution von Mikroorganismen wie z. B. antimikrobielle Arzneimittelresistenz (z. B. gegen Antibiotika) und erhöhte Infektionskraft der Erreger;
- kontaminierte Nahrungsquellen oder Wasservorräte;
- internationaler Reiseverkehr;
- das Versagen öffentlicher Gesundheitsprogramme und Orientierung der forschenden Arzneimittelindustrie an finanzielle Erwartungen;
- der internationale Handel;
- der Klimawandel;
- durch Kriegshandlungen bedingte Massenmigration.

Diese Aufzählung belegt den großen Einfluss des menschlichen Handelns selbst auf das neue Auftreten menschlicher Pathogene. So hat z. B. die moderne Medizin großen Einfluss auf das Ausmaß der Resistenzbildung bei Bakterien: Der Einsatz von Antibiotika beschleunigt die Selektion. **Nosokomialkeime**, also antibiotikaresistente im Krankenhaus erworbene Keime bereiten Kliniken große Probleme – in den Industrienationen liegt die Infektionsrate bei ca. 7% aller Patienten.

In der industriellen Massentierhaltung bedingen mangelnde Hygiene und das hohe Stressniveau, dem die Tiere ausgesetzt sind, eine rapide Ausbreitung von Pathogenen. Ein bekanntes Beispiel

Tab. 8.1 Übersicht: Zahlen zur EHEC-Epidemie in Deutschland 2011	
Kategorie	Fallzahl (davon Todesfälle)
EHEC-Infizierte	3043 (17)
Infektionen mit nichterfülltem klinischem Bild	424 (1)
Patienten mit HUS:	
Erkrankungen	732 (28)
Verdachtsfälle	120 (4)
Summe	4319(50)

hierfür ist die 1996 erstmals aufgetretene **Vogelgrippe**, verursacht durch das Virus H5N1.

2011 führte der Verzehr von aus ägyptischen Bockshornklee-samen gekeimten Sprossen, die mit großer Wahrscheinlichkeit mit enterohämorrhagischen *E. coli* (EHEC) kontaminiert waren, in der Gastronomie schließlich zu einer Erkrankungswelle mit insgesamt 4319 Fällen. Die am schlimmsten betroffenen Patienten erkrankten an **hämolytisch-urämischem Syndrom** (HUS). Innerhalb weniger Wochen verstarben 50 Patienten (Tab. 8.1).

Weitere nicht infektionsbedingte und durch kulturelle Veränderungen an Bedeutung gewinnende Erkrankungen sind z. B. die verschiedensten Formen von Allergien, die gerade in den letzten Jahrzehnten erheblich zugenommen haben. Erklärungsansätze hierzu finden sich in ▶ Abschn. 9.2.4.

Das Paradebeispiel der industriellen Revolution, der Individualverkehr, ist eine Hauptursache für die Emission von **Stickoxiden** und **Feinstaub** vor allem durch Diesel-Fahrzeuge. Sie sind verantwortlich für die verschiedenen Formen der Atemwegserkrankungen, Verstärkung von Allergiesymptomen, einen Teil der Herz-Kreislauf-Erkrankungen und z. T. für Lungen- und Blasenkrebs. Dies führt nach Angaben der deutschen Umwelthilfe zu etwa 60.000 Todesfällen jährlich allein in Deutschland und ist ein erhebliches Problem der Groß- und Megastädte. Weltweit sind mehr als 430.000 Tote auf die Verschmutzung der Luft zurückzuführen. Gleichzeitig sind die Stickoxide die Hauptursache für den sommerlichen Anstieg der Ozon-Werte. Wie »verantwortungsvoll« einer der größten Autobauer der Welt bei der Produktion von Dieselfahrzeugen mit dieser Gesundheitsgefährdung umging, wird uns noch lange beschäftigen. Dies sind nur zwei Beispiele als Beleg dafür, dass ein erheblicher Teil von Nichtinfektionskrankheiten ein Tribut an die kulturelle Entwicklung, in diesen Fällen an die industrielle Revolution, darstellt. Im Verlauf des Textes werden andere sozusagen neue Erkrankungen oder auch Zunahmen bekannter Krankheitssymptome beschrieben werden, die man bereits jetzt als Tribut an die digitalisierte Welt erkennen kann.

Es sind aber nicht nur Infektionserkrankungen und Umweltverschmutzungs-bedingte Erkrankungen, die uns zu schaffen machen. Der Mensch besitzt auch anatomische und physiologische Gegebenheiten, die wir aus unserer langen Evolutionsgeschichte mitbringen und die uns im wahrsten Sinne in den Knochen, in den Organen und letztlich in den Genen stecken und unser Leben endlich gestalten. Der größte Teil ist unserer modernen Lebensweise, unserer im Vergleich zu anderen Spezies überaus erfolgreichen Fortpflanzungsrate und unserem Umgang mit der Welt, in der wir nun einmal leben, geschuldet.

Warum wir nicht perfekt konstruiert sind

Werner Buselmaier

W. Buselmaier, *Der Gen-Kultur-Konflikt*,
DOI 10.1007/978-3-662-49395-3_9, © Springer-Verlag Berlin Heidelberg 2016

Wenn wir uns begegnen, ist die übliche Ansprache »Guten Tag, Grüß Gott, Hallo« und dann folgt sofort »Wie geht's?« »Und Dir?« und die meist stereotype Antwort »Danke, gut«. In kaum einem anderen Bereich wird wohl so spontan und ohne schlechtes Gewissen gelogen, wie bei der Begrüßung. Und im Hinterhaupt denken wir: Hätte ich bloß nicht ständig diese Rückenschmerzen, mein Blutdruck macht mir zu schaffen, ob mein Gegenüber merkt, dass ich schon wieder zugenommen habe, ob meine Brille mich älter macht?, Eigentlich bin ich heute gar nicht gut drauf, usw. Es gibt also in Industrienationen kaum jemanden, der nicht an einer **Zivilisationskrankheit** leidet oder, wie es der englische Ausdruck vielleicht klarer benennt, an einem »lifestyle disease«. Es ist also unser Lebensstil, die vorherrschenden Lebensverhältnisse, die zu Krankheiten führen, die in Industrienationen häufiger vorkommen als in der sog. Dritten Welt und in der vorindustriellen Zeit. Natürlich soll damit nicht behauptet werden, dass es den früheren Generationen gesundheitlich besser ging. Im Gegenteil: Der medizinische Fortschritt in der Prävention von Krankheiten und deren Therapie, neue bahnbrechende chirurgische Techniken, eine zu früher nicht zu vergleichende Säuglings- und Kleinkindvorsorge, die Früherkennung und Prävention genetischer Erkrankungen, bessere Erfolge in der Krebstherapie, verbesserte Hygiene und gesicherte Nahrungsversorgung haben dafür gesorgt, dass die Lebenserwartung in Deutschland in den letzten 130 Jahren um durchschnittlich knapp 20 Jahre angestiegen ist. Lag die durchschnittliche Lebenserwartung 1871/81 noch bei 62 Jahren, so beträgt die durchschnittliche Lebenserwartung 2015 für neugeborene Jungen 77 Jahre und 9 Monate und für neugeborene Mädchen 82 Jahre und 10 Monate (Statistisches Bundesamt, 2015). 2060 wird eine männliche Lebenserwartung von 86 Jahren und 6 Monaten und eine weibliche von 90 Jahren und einem Monat durch die Bundeszentrale für politische Bildung prognostiziert.

Bisher gibt es unter Medizinern noch keine Einigkeit oder einheitliche Liste darüber, welche Erkrankungen den Zivilisationskrankheiten zuzuordnen sind. Es sei daher erlaubt, eine Einteilung zu treffen, die mehr evolutionsbiologischen Kriterien entspricht. Danach kann man Krankheiten benennen, deren Ursprung in einer begrenzten Selektion zu suchen ist und darin, dass der Bauplan des Menschen sozusagen einen Kompromiss aus seiner langen Evolutionsgeschichte darstellt. Dies sind Erkrankungen, die dadurch entstehen, dass unserem anatomischen Aufbau durch Mutation und Selektion eine irreversible und begrenzte Richtung vorgegeben wurde. Zu nennen wäre hier vor allem die Volkskrankheit Wirbelsäulenprobleme, die häufige Operationsursache Blinddarmentzündung, Augenprobleme und Probleme, die durch unseren von der Logik her widersinnigen Aufbau von Luft- und Speiseröhre zustande kommen. Andere Krankheiten basieren auf einer Fehlanpassung zwischen evolutionärer Anlage und heutigen Auswirkungen in einer modernen Welt und haben eher physiologische oder psychische Ursachen. Hierzu gehören Bluthochdruck und Herz-Kreislauf-Erkrankungen, Diabetes mellitus Typ II, Übergewicht und Adipositas, Allergien, bestimmte Krebserkrankungen, Essstörungen wie Anorexie und Bulimie und bestimmte psychiatrische Erkrankungen.

9.1 Selektion ist begrenzt und unser Bauplan ein Kompromiss

9.1.1 Wirbelsäule

Die evolutive Entwicklung des aufrechten Gangs vollzog sich in der afrikanischen Savanne. Sie hat den Menschen zu einem vielseitigen Generalisten als Jäger und Sammler gemacht. Die damit verbundenen anatomischen Veränderungen führten aber zu diversen negativen Begleiterscheinungen (s. u.). Diese werden zweifelsohne verstärkt durch die modernen Lebensgewohnheiten, die sich die in Industriestaaten lebenden Menschen in den allerletzten Generationen geschaffen haben und für die sie evolutionär nicht angepasst sind.

Rund 80% der Menschen in Deutschland sind im Lauf ihres Lebens von **Rückenschmerzen** betroffen, ein erheblicher Teil längerfristig. Dies führt unter anderem dazu, dass für rund ¼ aller Arbeitsunfähigkeitstage Krankheiten der Wirbelsäule und des Rückens verantwortlich sind. Unter den 14- bis 17-jährigen leiden bereits 44% nach Angaben des Robert-Koch-Instituts unter Rückenschmerzen. Damit sind Rückenschmerzen das Volksleiden Nummer 1. Der gesamte volkswirtschaftliche Schaden in Deutschland beträgt 50 Mrd. Euro pro Jahr. Die jährlichen Behandlungs- und Folgekosten beziffert das Statistische Bundesamt auf ca. 30 Mrd. Euro. Nach Angaben des Robert-Koch-Instituts entfallen 15% der Kosten auf Diagnose und Therapie, 85% müssen aufgebracht werden für Arbeitsausfälle und Frührenten. Die Ursache ist u. a. **Bewegungsarmut**. Vor 100 Jahren sind viele Menschen nach Angabe der FAZ pro Tag noch etwa 20 km zu Fuß gegangen. In den 1960er Jahren waren es immerhin noch 8 km. Ende der 1980er Jahre lag die durchschnittliche Gehstrecke noch bei 1,5 km. Heute gehen wir nach verschiedenen Angaben noch zwischen weniger als 1,5 km bis gerademal 900 m. Wir sitzen fast nur, z. B. durch Schreibtischarbeit, und bei den Jüngeren steht die Beschäftigung mit modernen Kommunikationsmitteln im Vordergrund. Anstatt zu gehen, kommunizieren wir lieber über Handy, Facebook, WhatsApp oder Mails und dies »von Kindesbeinen an«. Folge ist eine dadurch krankhaft veränderte Rückenmuskulatur, wobei die Probleme in Zukunft sich sicher noch verschärfen, da die neuen Kommunikationsmittel erst seit etwa Anfang des Jahrtausends existieren, bzw. großen Einfluss auf unseren Tagesablauf nehmen. Dies sowie Dauer und Art des Sitzens führt sehr häufig zu Problemen, einschließlich anatomisch bedingter Bandscheibenvorfälle im unteren Rückenbereich. Eine kniende, stehende oder kauernde Rückenhaltung würde die Bandscheiben der Lendenlordose, d. h. der ventralen Krümmung der Lendenwirbelsäule, um 50% weniger belasten. Daneben spielt seelischer Stress, wie die moderne Forschung zeigt, eine nicht unerhebliche Rolle.

Die aufrechte Haltung bewirkt zudem bei älteren Menschen mit verschlechtertem Gleichgewichtssinn und brüchigeren Knochen ein erhöhtes Frakturrisiko.

Die Veränderung der Lage des Geburtskanals führte im Paläolithikum Schätzungen zufolge in etwa 15% der Schwangerschaften zum Tod der Mutter. Die Lage der Vagina innerhalb des Beckengürtels beschränkte die Zunahme der Kopfgröße im Mutterleib, wodurch sich sekundär und im Gegensatz zu Affenbabys der Mensch zum **Nesthocker** entwickelt hat.

Dies alles sind Beispiele dafür, dass das Zusammenspiel von Mutationen und Selektion zu Kompromissen geführt hat, wie sie auch mit der Entstehung des aufrechten Gangs einhergehen. Gleichzeitig hat die Selektion zu irreversiblen Fakten geführt. Sie ist damit auch begrenzt.

9.1.2 Blinddarm

> Evolutionäre Selektionsprozesse begünstigen die Erhaltung eines Merkmals nur dann, wenn es sich positiv auf die Lebensfähigkeit, die Lebensdauer oder die Fruchtbarkeit der Keimzellen auswirkt.

Biologen haben dafür den Fachausdruck **reproduktive Fitness**. Der Wurmfortsatz (Appendix), ein Anhängsel des Blinddarms, nach gängiger medizinischer Meinung ein rudimentäres Organ ohne Funktion oder mit geringer Bedeutung für die lokale Immunabwehr im Darmbereich, aber offenbar mit negativen Folgen für die reproduktive Fitness, sollte also durch die Selektion längst abgeschafft sein. Die **Appendizitis** (Blinddarmentzündung) hat einen Häufigkeitsgipfel zwischen dem 5. und 30. Lebensjahr, betrifft also einen größeren Teil des fortpflanzungsfähigen Alters. Evolutionsbiologen suchen daher seit geraumer Zeit nach Gründen, weshalb der Appendix möglicherweise durch positive Selektion bis heute erhalten geblieben ist.

Verschiedene Theorien sind aufgestellt worden, von denen die folgende vielleicht die plausibelste ist: **Diarrhö** (Durchfall) war während der gesamten menschlichen Entwicklung eine Gefährdung. Die verengte Öffnung des Appendix kann das Eindringen von Pathogenen möglicherweise erschweren oder verhindern. Nach einer Durchfallerkrankung könnten die von diesen in ihrer Nische eher wenig beeinträchtigten nützlichen Darmbakterien des Appendix für eine schnelle Wiederherstellung der Darmflora sorgen.

Dennoch ist der Appendix, der sich mit einer Wahrscheinlichkeit von 7–8% irgendwann im Laufe des Lebens entzündet, ein gutes Beispiel für die Unvollkommenheit des menschlichen Gastrointestinaltrakts.

9.1.3 Auge

Die Entwicklung des Sehens ist evolutionsbiologisch ein hochkomplexer Vorgang, der viele Jahrmillionen in Anspruch nahm. Das Auge hat sich in der Evolution der Lebewesen mindestens 40-mal unabhängig voneinander entwickelt. Deshalb stellt die Augenentwicklung ein Paradebeispiel dafür dar, wie sich in der Evolution ähnliche Merkmale bei verschiedenen Arten, die keine gemeinsame Abstammung haben, entwickeln können. Dennoch sind bis heute mindestens 875 übereinstimmende augenspezifische Gene beschrieben, die sowohl bei Kraken (Oktopus), einem Vertreter der Tintenfische, die als besonders intelligent und lernfähig gelten, als auch beim Menschen vorkommen.

Linsenaugen findet man bei Wirbeltieren und beim Menschen ebenso wie bei meeresbewohnenden Weichtieren wie Kalamaren, Kraken, Sepien und Nautilus. Beiden Augentypen gemeinsam sind ein dioptischer Apparat aus Hornhaut, Hauptlinse und Glaskörper sowie eine Retina aus Millionen Fotorezeptoren. Entscheidender Unterschied ist die inverse (lichtabsorbierende Schicht vom Licht abgewandt) bzw. everse (lichtabsorbierende Schicht dem Licht zugewandt) **Lage der Pigmentzellen** (◻ Abb. 9.1).

▬ Beim **invers** gebauten menschlichen Auge ist die lichtabsorbierende Pigmentschicht, die Retina, dem Licht abgewandt. Das einfallende Licht muss deshalb zuerst die Nervenzell-

schicht passieren, bevor es auf die Fotorezeptoren trifft.
Die Erklärung hierfür liegt in der Embryonalentwicklung.
Das Wirbeltierauge entsteht durch eine Ausstülpung des
Zwischenhirns, das zwischen Großhirn und Hirnstamm
liegt, und gehört somit zum Zentralnervensystem.

▬ Das **evers** gebaute Auge des Kraken wird durch Einstülpung
der Epidermis, also der äußeren Zellschicht gebildet.
Die Pigmentzellen sind dadurch dem Licht zugewandt.

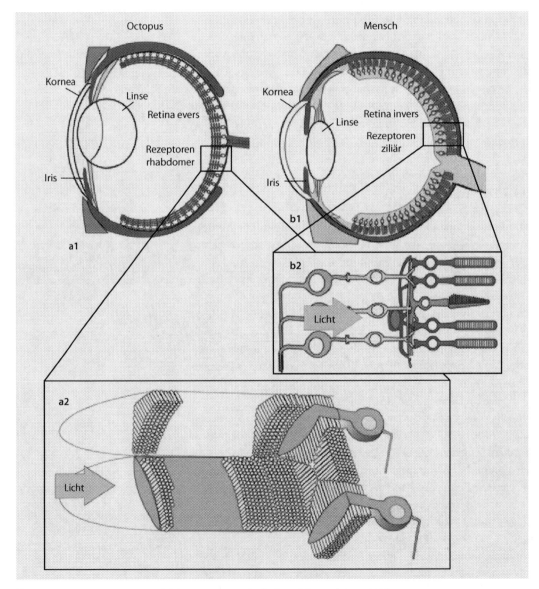

◨ **Abb. 9.1** Krakenauge und menschliches Auge im Vergleich. (Aus Müller und Frings 2009)

Auf der Retina (Netzhaut) des inversen Auges verlaufen Blutgefäße und Nerven, die das Licht erst passieren muss, bevor es auf die Fotorezeptoren trifft. Die Nervenfasern vereinen sich im Sehnerv, dem **blinden Fleck**, einer Stelle, an der kein Sehen möglich ist. Dieser Mangel wird durch die räumliche Lage des blinden Flecks im Augenhintergrund ausgeglichen: Das Licht eines bestimmten Punkts in unserem Gesichtsfeld kann nicht in beiden Augen gleichzeitig auf den blinden Fleck fallen.

Auch die Blutgefäße auf der Netzhautoberfläche werfen Schatten. Diese werden durch ständige winzige Zuckungen des Auges kompensiert, sodass stets ein anderer Bereich des Sichtfelds abgedeckt wird.

Aufgrund seines inversen Konstruktionsprinzips neigt das Auge des Menschen jedoch zu medizinischen Problemen:

- **Netzhautblutungen** bzw. Veränderungen der Retinadurchblutung können das Sehvermögen stark beeinträchtigen.
- Die lichtempfindliche Fotorezeptorschicht kann sich vom darunter liegenden Pigmentepithel ablösen (**Netzhautablösung**). (Diesen Vorgang verhindert beim Krakenauge die Verankerung der Retina mittels Nervenfasern.)
- Bei Diabetikern kann Gefäßproliferation eine **diabetische Retinopathie** auslösen.
- Das menschliche Auge und das Wirbeltierauge sind offensichtlich »falsch herum gebaut«.

Auch an anderer Stelle im Tierreich hat das evolutive Wechselspiel zwischen zufälligen Mutationen und Selektion den richtigen Weg gefunden. Warum wird aber ein solcher Fehler kompensatorisch weiterentwickelt und nicht ursächlich korrigiert? Der Grund liegt darin, dass Evolution schrittweise und ohne Richtung verläuft. Sie ist also eher mit einem »Stolpern« vergleichbar, denn einem zielgerichteten Vorgang. Dabei kann eine einmal eingeschlagene Variante zwar schrittweise verbessert, aber nicht grundsätzlich korrigiert werden. Eine existierende Form kann nur so erfolgreich verändert werden, dass dies die Fitness der nachfolgenden Generation nicht beeinträchtigt oder aber verbessert.

Kurzsichtigkeit

Augenärzten fällt in den letzten Jahren immer mehr auf, dass die Zahl kurzsichtiger Kinder zunimmt und auch durch Presseberichte gerät dieses Phänomen in den Fokus der Öffentlichkeit.

Zum Zeitpunkt der Geburt hat das Auge noch nicht seine endgültige Größe, es ist noch zu klein. Normalerweise erfolgt das Längenwachstum, also die genaue Anpassung der optischen Achse, damit das Bild entfernter Objekte auf der Netzhaut scharf abgebildet wird, weitgehend im 1. Lebensjahr. Eine geringfügige Größenzunahme erfolgt noch bis ins Erwachsenenalter. Das zu kleine Auge kleiner Kinder hat eine Weitsichtigkeit zur Folge, die aber durch Akkommodation ausgeglichen werden kann. Kinder unter 10 Jahren sind noch gering bis mittelgradig weitsichtig, was durch die Elastizität der Linse ausgeglichen wird. Niemand kommt also bereits normalsichtig auf die Welt, wobei nicht bekannt ist, wie das Auge letztendlich seine normale Länge findet. Bei Kurzsichtigkeit (**Myopie**) ist die Gesamtbrechkraft des Auges zu hoch, mit der Folge, dass nur naheliegende Objekte scharf abgebildet werden, weit entfernte Objekte werden dagegen unscharf dargestellt, weil der Brennpunkt vor der Netzhaut liegt. Da die Akkommodation die Brechkraft nur verstärken kann, ist ein Ausgleich biologisch nicht möglich. Myopie entsteht also, wenn der Augapfel in der Kindheit zu stark in die Länge wächst (◻ Abb. 9.2).

Nun hat sich die Anzahl Kurzsichtiger in den letzten Jahrzehnten kräftig erhöht.

❯ In den Industrienationen ist weltweit mindestens ⅓ der Bevölkerung kurzsichtig, in manchen Großstädten Asiens sind es bis zu 90%, was die Frage nach der Ursache beinhaltet.

Zweifellos gibt es genetische Ursachen für Myopie. So haben die Kinder myoptischer Eltern größere Augäpfel und ein 4-fach höheres Risiko als Kinder von Eltern ohne Fehlsichtigkeit, wobei das Risiko bei nur einem kurzsichtigen Elternteil bei 20–25% liegt, sind beide Eltern myop, steigert sich das Risiko auf 30–40%. Kinder normalsichtiger Eltern haben dagegen nur ein 10–15%iges Risiko. Auch Zwillings- und Familienstudien belegen klar eine genetische Komponente. Große molekulargenetische und andere Studien konnten bisher annähernd 50 Genorte identifizieren, die mit Myopie in Verbindung stehen, wobei hochgradige Formen eher durch ein einziges Gen, niedriggradige dagegen eher durch mehrere Gene vererbt werden. Die hochgradige Zunahme der Myopie in den letzten Jahrzehnten lässt sich jedoch durch genetische Faktoren nicht erklären.

❯ Vieles spricht hingegen dafür, dass Umwelteinflüsse in modernen Gesellschaften für die Zunahme der Kurzsichtigkeit verantwortlich sind.

Dabei gibt es eine enge Korrelation zwischen **Bildungsstand** und Myopie. Die Kurzsichtigkeit ist bei Hochschulabsolventen etwa doppelt so hoch wie bei Personen ohne höhere Schulbildung. Viel **Naharbeit** gibt es in der Evolution des Menschen erst in allerjüngs-

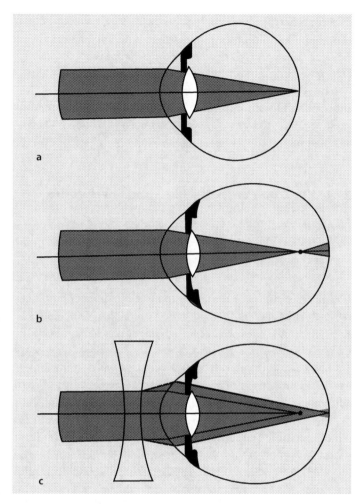

☐ Abb. 9.2 a Strahlengang beim normalsichtigen Auge. **b** Strahlengang bei Kurzsichtigkeit (Brennpunkt liegt vor der Netzhaut). **c** Korrigierter Strahlengang durch Zerstreuungslinse (Brennpunkt auf die Netzhaut verschoben)

ter Zeit. Die allgemeine Schulpflicht nach unserem heutigen Verständnis wurde für ganz Deutschland erst 1919 für Kinder deutscher Staatsangehörigkeit eingeführt, nach regionalen Anfängen im 16. bis 18. Jahrhundert. Für ausländische Kinder existiert sie erst seit 1960 und für Asylbewerber-Kinder z. B. in NRW erst seit 2005. Auch ist Kurzsichtigkeit, wie mehrere wissenschaftliche Studien nachwiesen, bei Kindern in Industrienationen wesentlich häufiger als in Entwicklungsländern. Alles spricht also dafür, dass die Zunahme der Kurzsichtigkeit eine Folge der **Nahbeschäftigung** von Kindern und Jugendlichen bis ins Erwachsenenalter ist. Hierzu gehören Bücher, Indoor-Spiele und der Umgang mit dem

PC bereits in frühen Jahren. Verstärkt wird diese Annahme durch neuere Studien, die darauf hindeuten, dass der Einfluss des Tageslichts ein zu starkes Wachstum der Augäpfel zu bremsen scheint. Ein großer Teil unserer heutigen Beschäftigung, verstärkt durch Indoor-Aufenthalte, ist wohl für das Phänomen der Myopie verantwortlich. Sie ist somit eine evolutionär bedingte fehlende Anpassung an die jetzigen Lebensbedingungen einer durch Digitaltechnik geprägten Wissensgesellschaft.

9.1.4 Kreuzung zwischen Luft- und Speiseröhre

> Aspiration z. B. eines Fremdkörpers in die Luft- und Speiseröhre führt zum »Verschlucken«, schlimmstenfalls zum Erstickungstod. Mitverantwortlich ist die widersinnig erscheinende »Kreuzung« von Luft- und Speiseröhre.

Gleichzeitig ist gerade dieses anatomische Phänomen ein gutes Beispiel dafür, dass im Verlauf der evolutionären Weiterentwicklung eine einmal eingeschlagene Richtung sozusagen im laufenden Betrieb umgebaut werden muss, was jede neue, eigentlich bessere Konstruktion verhindert. Ein Bauingenieur würde ganz anders handeln und für eine entscheidend komplexere Aufgabe eben einen neuen Plan zeichnen, der die Problemstellung optimal löst.

Die menschliche Mundhöhle befindet sich unterhalb des Nasenraums, die Speiseröhre verläuft jedoch dorsal von der Luftröhre. So kommt es zum Zusammentreffen des Versorgungssystems für Atemluft und Nahrung/Flüssigkeit in der Kehle. Da das Erstickungsrisiko einen starken Selektionsdruck auslöst, ist im Laufe der Evolution der Kehldeckel entstanden, der während des Schluckvorgangs die Luftröhre verschließt.

Die Ursache für dieses Kreuzungsphänomen liegt in der Umkonstruktion des Verdauungs- und Atmungstrakts im Laufe der Evolution. Frühe Vorfahren der Wirbeltiere waren klein und wurmähnlich. Passive Diffusion gelöster Gase reichte zu Erfüllung der Bedürfnisse der Atmung aus und die Nahrung wurde mittels siebähnlicher Einrichtungen aus dem Wasser gefiltert (◘ Abb. 9.3).

Mit der Größenzunahme der Organismen wurden Atmungssysteme erforderlich. Diese entstanden durch die Modifikation des Nahrungsfilters, sodass er zusätzlich als Kieme funktionierte. Mit Einführung der Lungenatmung wurden aus Riechorganen auf der Oberseite des Mauls zusätzliche Atemwege für die Lungenatmung. Dieser Entwicklungszustand entspricht dem Stadium des Lungenfischs, der im Erdaltertum entstand, 541–252 Millionen Jahre vor heute. **Lungenfische** haben sowohl Kiemen zur Atmung im Was-

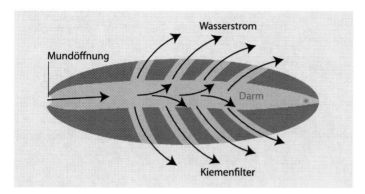

Abb. 9.3 Bauplan eines ausgestorbenen Vorläufers der Wirbeltiere. (Aus Buselmaier 2015)

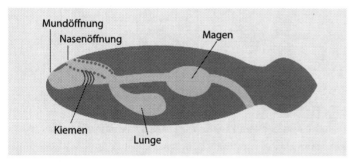

Abb. 9.4 Lungenfischstadium in der Evolution von Atem- und Verdauungssystem der Wirbeltiere. Die Punktlinie bezeichnet die spätere Verlagerung der Verbindung zur Nasenöffnung in den Kehlkopfbereich heutiger Säugetiere. (Aus Buselmaier 2015)

ser als auch Lungen, um an der Wasseroberfläche zu atmen (■ Abb. 9.4). In der weiteren Entwicklung wanderte die Verbindung beider Versorgungssysteme unter Verkürzung zur Kehle zurück, sodass nur noch eine Kreuzung übrig blieb, die heute alle Wirbeltiere besitzen.

Der Mensch ist im Gegensatz zu anderen Säugetieren allerdings – außer in den ersten Lebensmonaten – nicht in der Lage, gleichzeitig zu schlucken und zu atmen. Diese Erschwernis ist durch diverse humanspezifische Modifikationen bedingt, die mit dem Sprechen assoziiert sind.

Die folgende Übersicht fasst noch einmal die genannten Fakten zusammen (■ Tab. 9.1).

◘ **Tab. 9.1** Übersicht: Beispiele für die Zusammenhänge zwischen evolutiver anatomischer Strukturbildung und medizinischen Problemen des Menschen

	Wirbelsäule	Blinddarm	Auge (Aufbau)	Auge (Kurzsichtigkeit)	Verlauf von Luft- und Speiseröhre
Ursache bzw. Funktion	Zentrales tragendes Skelettelement der Wirbeltiere	Wiederbesiedelung mit normalen Darm-Bakterien nach Durchfall	Inverse Lage der Pigmentzellen, verglichen mit Krakenauge herkunftsbedingt »falsch herum gebaut«	Längenwachstum des Augapfels	Evolutionsbedingte Kreuzung
Medizinische Probleme	Rückenschmerzen, krankhaft veränderte Rückenmuskulatur, Bandscheibenvorfälle	Blinddarmentzündung, häufigste Ursache für operative Eröffnung der Bauchhöhle (bei 7–8% der Gesamtbevölkerung)	z. B. Netzhautablösung, diabetische Retinopathie, Durchblutungsprobleme	Kurzsichtigkeit	Verschlucken

9.2 Selektion ist langsam

Bisher standen evolutionäre Vorgänge und anatomische Entwicklungen im Mittelpunkt, bei denen Mutationen und Selektion eine eindeutige, irreversible Richtung vorgegeben haben. Die heute sichtbaren Ergebnisse sind Kompromisse, die in unterschiedlichen Genen verankert sind. Konstruktionslösungen, die zu einer besseren funktionellen Anpassung führen, sind hier nicht vorhanden. Die folgenden Abschnitte widmen sich Erkrankungen und ethnischen Varianten, die durch veränderte Umweltbedingungen entstanden und bei denen die Bevölkerung und ethnische Gruppen teilweise mutative Veränderungen innerhalb von Genen aufweisen. Außerdem betreffen sie Merkmale, die nicht den anatomischen Aufbau, sondern biochemische Prozesse in unserem Körper betreffen.

9.2.1 Bluthochdruck

Bluthochdruck (**Hypertonie**) ist ein Risikofaktor für **Schlaganfall**, **Erkrankung der Herzkranzgefäße** und **Nierenversagen**. Familiäre Häufungen sowie das häufige gemeinsame Auftreten bei eineiigen Zwillingen weisen auf die Rolle der genetischen Faktoren bei den Entstehungsursachen des Bluthochdrucks hin. Wie große Studien zeigen, sind die Blutdruckwerte in der Bevölkerung unimodal verteilt, d. h. die meisten Personen haben mittlere Blutdruckwerte, wenige haben hohen oder niedrigen Blutdruck. Dies ist ein Hinweis, dass der Blutdruck durch mehrere bis viele Gene vererbt wird. In 95 % der Fälle liegt kein anatomisch relevanter Organbefund vor und der Arzt wird keine durch körperliche Befunde verursachte Primärerkrankung finden. Exogene Faktoren wie Übergewicht, Alkohol, Stress und Ernährungsfaktoren wie hohe Natrium-, niedrige Kalium- und Calciumaufnahme spielen beim Bluthochdruck eine große Rolle.

In letzter Zeit rücken die Gene des **Renin-Angiotensin-Systems** (RAS), ein System, das den Flüssigkeits- und Elektrolythaushalt des Körpers reguliert, als verursachende Gene für den Bluthochdruck in den Blickpunkt. Der Bluthochdruckforscher Detlev Ganten, der sich auch nachdrücklich für die Beachtung evolutionär-medizinischer Aspekte einsetzt und hier Pionierarbeit geleistet hat, gibt uns eine schlüssige Erklärung, warum der Blutdruck bei jedem 2. Erwachsenen zu hoch ist.

Das RAS ist evolutionär darauf angelegt, den Blutdruck unter allen Umständen stabil zu halten und eine Austrocknung, d. h. einen zu großen Wassermangel des Körpers zu verhindern. In der afrikanischen Savanne, dem Entstehungsort des Menschen, war die Verfügbarkeit von Salz und Wasser knapp und Hitze, körperliche Arbeit und Schwitzen führten zu Verlusten. Das RAS hält Salz und Wasser in der Niere zurück und verengt bei Volumenmangel die Gefäße. Dieser Vorgang, der verhindert, dass es durch zu viel Salzverlust zu Wasserverlust kommt und damit zu einem Blutdruckabfall bis zur Ohnmacht, dient also dazu, unter schwierigen Bedingungen den Blutdruck tendenziell hochzuhalten. Dies war in der Vergangenheit ein großer Evolutionsvorteil, denn ein zu niedriger Blutdruck gefährdet die Blutversorgung des Gehirns und der Organe. Die Kontrolle der Salz- und Wasserausscheidung wurde notwendig, als Fische vor ca. 400 Mio. Jahren das Wasser verließen und die Evolutionsgeschichte der Landtiere begann. Die Salzkonzentration musste in den Zellen beibehalten werden und zwar auf der **Konzentration des damaligen Meerwassers**, und daran sind unsere Körperzellen noch heute adaptiert. Die Nieren sind also evolutionär an eine Salzaufnahme von etwa einem Gramm pro Tag gewöhnt. Unsere heutige Kochsalzaufnahme liegt für Männer bei 8,78 Gramm und für Frauen bei 6,33 Gramm. Manche konsumieren weit mehr Salz. Dies führt zu einer Erhöhung des Kochsalz- und Wassergehaltes unseres Körpers mit der Folge eines größeren Blutvolumens, wodurch das Herz stärker pumpen muss mit der Folge, dass der Blutdruck steigt.

>> Bei der heutigen Ernährungsweise des modernen Menschen mit hohem Salzkonsum ist aber das RAS überaktiv. Es reguliert den Blutdruck zu sehr auf die »sichere«, nämlich »hohe« Seite. Da wir nicht zur Lebensweise der Jäger und Sammler zurückkehren können und wollen, bleibt uns bei Bluthochdruck also nur die Wahl, das Renin-Angiotensin-System medikamentös abzuschalten.

9.2.2 Übergewicht

Übergewicht, auch als **Adipositas**, **Fettleibigkeit** oder **Obesitas** bezeichnet, entsteht durch ein »Zu viel« und durch falsche Ernährung bei gleichzeitiger Bewegungsarmut. Viele soziokulturelle Faktoren tragen dazu bei, dass Übergewicht gehäuft in Industrienationen auftritt aber auch in Schwellenländern zunimmt. Dazu gehören die Zunahme sitzender beruflicher Tätigkeiten, die durch moderne Verkehrsmittel bereits erwähnte »Lauffaulheit«, die passive Freizeitgestaltung durch moderne Kommunikationsmittel, wie PC, Handy, Fernseher, die zunehmende Faszination für Esskultur als geradezu sinnlicher Genuss (▶ Kap. 13 u. ▶ Abschn. 16.3), das reichliche Angebot an Lebensmitteln, Fastfood, Geschmacksverstärkern durch Nahrungsmittelergänzungsstoffe, aber auch Frusterlebnisse im beruflichen und privaten Umfeld, um einige wesentliche Faktoren zu nennen. Die häufigsten gesundheitlichen Konsequenzen sind Bluthochdruck (▶ Abschn. 9.2.1), Herz-Kreislauf-Erkrankungen, Diabetes mellitus Typ II (▶ Abschn. 9.2.3), Atemwegserkrankungen wie Schlaf-Apnoe, einige Krebserkrankungen, Knochen- und Gelenkentzündungen, gesellschaftliche und psychische Probleme (als Folge und Auslöser) und ein höheres Risiko für einen vorzeitigen Tod. Der volkswirtschaftliche Schaden beträgt 2% bis 8% der gesamten Gesundheitsversorgungskosten nach Angaben der WHO. Innerhalb der Europäischen Union liegt dieser Wert bei 7% oder zwischen 0,09–0,61% der Bruttoinlandsprodukte der einzelnen Länder. In den USA sind 2/3 der Menschen übergewichtig, in Deutschland etwa jeder zweite, weltweit 1,6 Milliarden. Nach einer kürzlich (2016) publizierten Erhebung der WHO sind weltweit bereits 41 Mio. Kinder unter fünf Jahren übergewichtig oder fettleibig.

Dabei sind die Grenzen zwischen Normalgewicht und Fettleibigkeit nicht einfach zu ziehen und verschiedene Messgrößen wurden hierfür entwickelt. Bei einer heute veralteten Methode, die aber aus historischen Gründen erwähnenswert ist, wird Übergewicht als 20% über Normalgewicht definiert, wobei die Körpergröße minus 100 = Normalgewicht in kg gesetzt wird. Eine andere ist der Körpermassenindex, der sog. **Body Mass Index (BMI)**. Gemessen wird er als Quotient aus Gewicht und Körpergröße zum Quadrat (kg/m^2). Er ist geschlechtsunabhängig, wobei nach WHO-Angaben als Normalgewicht ein BMI zwischen 18,5 und 24,9 angegeben wird. Untergewichtige liegen darunter und Übergewicht beginnt bei ≥ 25,0, wobei in 4 Klassen eingeteilt wird:

1. bis 29,9 Prädisposition (gering erhöht),
2. bis 34,9 Adipositas Grad I (erhöht),
3. bis 39,9 Grad II (hoch) und
4. bis ≥ 40 Grad III (sehr hoch).

Das Lebensalter kann berücksichtigt werden und führt bei den Normalgewichtsangaben zu einer leichten Zunahme des BMI mit zunehmendem Alter. Experten diskutieren aber auch über die Aussagekraft des BMI, da durch ihn die Fettverteilung im Körper nicht berücksichtigt wird. Dabei scheint nicht der Gesamtfettgehalt die entscheidende Rolle zu spielen, sondern vor allem Anlagerungen von Fetten im Bauchraum, wobei bei Frauen Umfänge zwischen 80 und 88 cm und bei Männern zwischen 94 und 102 cm bereits als grenzwertig gelten.

Entscheidend für die Betrachtung der Adipositas ist nun die Frage, ob eher genetische bzw. evolutionäre oder soziokulturelle Faktoren eine entscheidende Rolle spielen. Ausgehend von der Beobachtung an Wildtieren kann man feststellen, dass das Problem eigentlich nur beim Menschen existiert bzw. sich vom Menschen auch auf Haustiere, z. B. Hunde, ausweitet. Sicherlich spielt der unterschiedliche genetische Hintergrund eine Rolle bei der Frage, ob wir mehr oder weniger zu Fettansatz neigen. So beschreiben Zwillings- und Adoptionsstudien, dass ca. 70% der Varianz des BMI generischen Faktoren zugeordnet werden kann, wobei es möglicherweise verschiedene Varianten gibt, die durch ein einziges Gen gesteuert werden und andere, bei denen eine Vielzahl von Genen eine Rolle spielt. So existieren verschiedene Labor-Tiermodelle, bei denen einzelne Genorte für Adipositas verantwortlich sind. Allerdings sollte man bei der Bewertung der Tiermodelle beachten, dass das Ziel der Adipositas-Forschung die Entdeckung von Mechanismen ist, die Menschen empfänglicher oder resistenter für Essensverwertungs – induzierte Fettsucht machen, mehr als solche, die z. B. ausschließlich mit dem Sattheitsmechanismus zu tun haben. Das bekannteste Beispiel sind Obese-Labormäuse, bei denen ein einzelnes Gen dafür verantwortlich ist, dass offenbar ein Sattheitsmechanismus fehlt. Reinerbige Tiere fressen, unter normalen Bedingungen gehalten, zügellos, sind relativ inaktiv und haben einen geringen Energieumsatz. Nach vorzeitiger Verfettung sterben die Tiere früh. In Analogie zu Ratten, bei denen Läsionen im Hypothalamus, einem Teil des Zwischenhirns, gesetzt werden, der für alle vegetativen und Drüsensekretionsvorgänge verantwortlich ist, wurde spekuliert, dass der primäre Defekt, der zu diesem Verhalten führt, möglicherweise im Hypothalamus lokalisiert ist. Beim Menschen könnte das Fehlen eines Sattheitsmechanismus in einem Teil der Fälle ebenfalls eine Erklärung sein.

Auch das den Mäusen entsprechende Gen wurde zwischenzeitlich in unserem Erbgut lokalisiert. Es kodiert für das Hormon **Leptin**, welches hauptsächlich in Fettzellen exprimiert wird und das Auftreten von Hungergefühlen hemmt. In einigen Fällen wurde Kopplung der extremen Adipositas zu funktionell relevanten Mutationen im Leptin-Gen gefunden.

Trotz dieser zweifellos genetischen Hinweise muss man aber dennoch die Frage stellen: Warum sind heute so viele Menschen übergewichtig und warum waren es unsere Vorfahren nicht – trotz der gleichen genetischen Ausstattung. Unter den Adipösen muss es also sicher viele geben, deren Fettleibigkeit durch die beschriebenen sozialen und kulturellen Gewohnheiten bedingt ist.

In der Steinzeit verbrachten unsere Vorfahren sehr viel Zeit mit Nahrungserwerb durch Laufen und Jagen. Bei ihnen befand sich Energieaufnahme und Verbrennung im Gleichgewicht. Zwei Ereignisse in der Vergangenheit haben maßgeblich dazu beigetragen, dass dieses Gleichgewicht heute gestört ist und Fettleibigkeit sich zu einem der größten Gesundheitsprobleme der westlichen Welt entwickelt hat bzw. sich in Schwellenländern entwickelt.

> **Die Neolitische Revolution zwischen 9000 und 5000 v.Chr.**
> **ging mit der Entwicklung der Sesshaftigkeit durch die Erfindung von Ackerbau und Viehzucht einher. Sie führte zur Abhängigkeit von den angebauten Lebensmitteln, Ernteausfälle zogen unweigerlich Hungersnöte nach sich.**

Der menschliche Ernährungswandel führte durch Industrialisierung der Landwirtschaft, die dadurch bedingte Herstellung von raffinierten Kohlehydraten und Fetten und die Urbanisierung erstmals zur Lebensmittelsicherheit. Gleichzeitig hat die körperliche Aktivität sowohl bei der Arbeit, als auch in der Freizeit abgenommen.

Während psychische Erkrankungen noch vor 20 Jahren nahezu bedeutungslos waren, sind sie heute die zweithäufigste Diagnosegruppe bei Krankschreibungen bzw. Arbeitsunfähigkeit (Betriebskrankenkasse [BKK] Gesundheitsreport, 2014). Die Ursachen sind sicher vielfältig, haben aber zweifellos damit zu tun, wie sich unsere persönliche und Arbeitsumwelt verändert hat und natürlich hat unser seelisches Befinden auch Auswirkungen in den hier behandelten Bereich. Man muss also die Frage stellen, ob unser veränderter Lebensstil noch zu unserem genetischen Erbe passt oder ob er die Seele schneller erkranken lässt (► Abschn. 16.2 und 16.3)

Zusammenfassend lässt sich feststellen:

Genetische Faktoren spielen bei der Adipositas zweifelsfrei auch eine Rolle. Den bedeutendsten Einfluss hat aber die Veränderung unseres Lebensumfeldes.

> In der Steinzeit waren Fette und Zucker sehr rar. Infolgedessen war es evolutiv bedeutsam, diese als besonders schmackhaft zu empfinden, was wiederum das individuelle Streben nach mehr beinhaltete. Der steinzeitliche Vorteil erklärt heute zu einem guten Teil die Problematik der Adipositas. Denn die moderne Ernährung ist durch einen (zu) hohen Anteil an raffinierten Kohlehydraten wie Zucker, an Fetten und Milchprodukten gekennzeichnet (► Kap. 13).

Kompensatorische Verhaltensweisen bei psychischen Problemen verschärfen die Entwicklung gerade in der allerjüngsten Zeit.

Die natürliche Selektion ermöglicht es dem menschlichen Körper zwar, sich optimal an die aktuellen Lebensbedingungen anzupassen, verändern sich die Bedingungen jedoch zu schnell, wird dieser Mechanismus regelrecht ausgebremst.

9.2.3 Diabetes mellitus und Herz-Kreislauf-Erkrankungen

Ähnlich wie Adipositas stellt **Diabetes** (Zuckerkrankheit) bezüglich der Ursachen für seine Entstehung eine außerordentlich heterogene Krankheitsgruppe dar. Dafür sprechen die klinisch unterschiedlichen Typen sowie die ethnische Variabilität der Häufigkeit und des Erscheinungsbildes.

Wie klassische genetische und molekulargenetische Analysen von Kandidatengenen zeigen, sind nur bei einem Teil der Diabetiker Mutationen für die Erkrankung verantwortlich. Für die evolutionäre Medizin bedeutsam ist der nichtinsulinabhängige Diabetes mellitus Typ II (NIDMM), der normalerweise nach dem 40. Lebensjahr auftritt, im Gegensatz zum insulinabhängigen Diabetes Typ I der meistens vor dem 40. Lebensjahr auftritt. Typ I ist durch Insulinmangel, Typ II durch eine Insulinresistenz und Störung der

Insulinsekretion gekennzeichnet. Typ II ist die häufigste Diabetes-form und hat sich zu einer über die ganze Welt verbreiteten Er-krankung entwickelt mit einer ständig zunehmenden Zahl von Erkrankten, weswegen die Internationale Diabetes Federation von der Epidemie des 21. Jahrhunderts spricht. Bis zum Jahr 2000 lag die Zahl der Erkrankten relativ konstant bei 110–150 Mio. Men-schen, überwiegend vom Typ II. 2013 waren bereits 382 Mio. oder 8,3% der Weltbevölkerung erkrankt und Vorausschätzungen der oben genannten Fachgesellschaft gehen davon aus, dass im Jahre 2035 592 Mio. erkrankt sein werden. In Deutschland leben etwa 7,5 Mio. Betroffene, davon 95% vom Typ II, wobei beide Geschlech-ter gleich betroffen sind. Das Erkrankungsrisiko zeigt eine soziale Schichtung, wobei die soziale Unterschicht häufiger betroffen ist.

Zudem nimmt das Erkrankungsalter ab. Früher wurde der Typ II Diabetes in der Regel als **Altersdiabetes** bezeichnet und auch heute erkranken vorwiegend ältere Menschen. Der Grund für die Altersabnahme ist, dass immer mehr Menschen schon im jugend-lichen Alter übergewichtig und körperlich wenig aktiv sind. Immer häufiger sind daher auch bereits Kinder erkrankt. In den USA sind bereits etwa 1/4 der Jugendlichen von Diabetes oder einer Vorstufe betroffen.

Zwillingsuntersuchungen bestätigen einen genetischen Ein-fluss und eine Assoziation zwischen NIDDM und Genvarianten ist dokumentiert, wenngleich bisher keine weltweite Assoziation mit einem bestimmten Erbbild bestätigt werden konnte. Die deutliche Umwelt bedingte Komponente ergibt sich aber aus den steigenden Zahlen der Betroffenen, der Beobachtung, dass in Zeiten von Man-gelernährung (z. B. durch Kriege) das Erkrankungsrisiko erheblich abnimmt, und der regionalen Korrelation mit der Wohlstandsent-wicklung.

Die Hauptrisikofaktoren sind Adipositas und Bewegungs-mangel. Eine Reihe von Studien deutet darauf hin, dass die Ge-samtfett- und Kohlenhydrataufnahme von Bedeutung sind, wobei gesättigte Fettsäuren (▶ Abschn. 13.8) sich negativer auswirken als mehrfach ungesättigte. Auch Alkohol spielt als Energielieferant eine Rolle, weil er zu Übergewicht und Fettleber beiträgt. Daneben scheinen psychosoziale Faktoren von Bedeutung zu sein, wie Stress, Arbeitsüberlastung oder Depressionen.

Einige Risikofaktoren, die mit Diabetes Typ II assoziiert werden, verursachen bei gleichzeitigem Auftreten mehrerer Faktoren das **metabolisch-vaskuläre Syndrom** oder kurz **Wohlstandssyndrom**.

Bedeutend hierbei sind: bauchbetontes Übergewicht, hoher Blutdruck, erhöhter Blutzuckerspiegel und Fettstoffwechselstö-rungen.

Dieses Syndrom gilt als der größte Risikofaktor für **Arterio-sklerose**. Herz-Kreislauf-Erkrankungen sind in Deutschland mit gegenwärtig 42% die häufigste Todesursache. Dies verdeutlicht den enormen Einfluss von Zivilisationskrankheiten – bedingt durch Änderungen der Umwelt und des Lebensstiels – auf die menschliche Gesundheit.

9.2.4 Allergische Reaktionen

Ungeeignete Reaktionen des Immunsystems bezeichnet man als allergische Reaktionen. Man unterscheidet **Autoimmunerkrankungen**, bei denen körpereigene Zellen als »fremd« erkannt und bekämpft werden (z.B. Diabetes mellitus Typ I), **Immunkomplex Überreaktionen**, die auf zu geringer Immunsystemaktivität beruhen (z. B. rheumatische Erkrankungen) und **anaphylaktische Reaktionen**. Diese reichen von Reaktionen der Haut über Organstörungen bis zum Kreislaufschock und im schlimmsten Fall zum Kreislaufversagen (anaphylaktischer Schock).

Auf Letztere soll hier spezifisch eingegangen werden, weil kaum eine Erkrankungsgruppe in den letzten Jahrzehnten derart an Bedeutung zugenommen hat. Mehr als jeder Dritte ist inzwischen in Westeuropa davon betroffen und **Asthma** ist bereits jetzt die häufigste chronische Erkrankung bei Kindern. In weniger entwickelten Weltregionen gibt es dagegen kaum Allergien und auch in den heute hochentwickelten Industrienationen war dieser Erkrankungskomplex, der bis zur Ausbildung eines allergischen oder anaphylaktischen Schocks mit akuter Lebensgefahr führen kann, bis vor einigen Jahrzehnten relativ bedeutungslos. Genetische Ursachen für vor allem **Pollen-, Tierhaar-** und **Hausstaubmilben-Allergien** wurden bisher nicht gefunden und ihre explosionsartige Zunahme spricht auch dagegen, dass es eine genetische Ursache gibt. Dennoch belegen viele Studien eine familiäre Häufung. Ist ein Elternteil Allergiker, so ist das Risiko für Kinder 20–40%, sind beide Elternteile allergisch für verschiedene Allergene, liegt das kindliche Risiko bei 40–60%, bei einer Überempfindlichkeit für das gleiche Allergen sogar bei 60–80%. Ist ein Geschwister betroffen, so liegt das Wiederholungsrisiko bei 25–30%. In Familien, bei denen keine Allergie bekannt ist, haben dagegen Kinder nur ein Risiko von 5–15% im Laufe ihres Lebens an einer Allergie zu erkranken.

Die ursprüngliche Annahme, dass die Zunahme der Stoffvielfalt für die Allergien verantwortlich sein könnte, hat sich bisher nicht bestätigt, zumal die meisten Allergien von Faktoren ausgelöst werden, die schon immer in unserer Umwelt vorhanden waren. Daher verstärkt sich zunehmend die Ansicht, dass die verursachenden Prinzipien wohl eher solche sind, die wir aus unserer Umwelt durch Effekte der Hochzivilisation verbannt haben. Diese Annahme wird gestützt durch die Tatsache, dass bei der anaphylaktischen Reaktion ausgelöst durch Umweltallergene als Antwort auf den äußeren Feind (**Antigen**, nicht zu verwechseln mit dem Begriff »Gen«) sich Antikörper der Immunglobulin E (IgE)-Klasse durch stimulierte Plasmazellen bilden. Normale Krankheitserreger werden dagegen durch die Immunglobuline M und G bekämpft, wogegen IgE-Antikörper eigentlich selten sind. Inzwischen ist bekannt, dass das Immunsystem IgE-Antikörper vor allem gegen tierische Parasiten, besonders Würmer entwickelt hat.

Auch heute noch sind über 3,25 Mrd. Menschen (Weltbevölkerung 2015 7,32 Mrd.) in weniger entwickelten Teilen der Welt von Würmern verschiedener Spezies befallen, also etwas weniger als 50% der Weltbevölkerung. Gleichzeitig sind in diesen Gebieten, in denen Menschen stark von Parasiten befallen sind, Allergien selten.

Normalerweise sorgen regulatorische weiße Blutzellen, die der Immunabwehr dienen, dafür, dass die Reaktion des Immunsystems auf die äußere Konfrontation des Körpers, durch äußere Antigene zurückgefahren wird, wenn die Co-Existenz – in diesem Fall mit den Parasiten, also Würmern – die bessere Lösung ist, als den Feind zu bekämpfen, den man doch nicht los wird, weil er einfach zu groß ist. Dieser Mechanismus ist offenbar bei Allergikern gestört. Antikörper der Immunglobulin-E-Klasse werden auf Schleimhautoberflächen ausgeschüttet und bestimmte Blutzellen, die für das Immunsystem eine wichtige Rolle spielen, damit besetzt, wobei sich zu viele IgE-Moleküle an diese Blutzellen anlagern. Bindet nun Antigen an diese IgEs, dann schütten die Blutzellen z. B. Histamin aus. Dies führt dann zu Reaktionen wie Heuschnupfen, Asthma, Juckreiz und Ekzemen. Allergikern fehlt die Fähigkeit, diese Immunreaktion zurückzufahren.

> ❯ **Es kommt also zu einer überschießenden Reaktion gegen neue Feinde, in unserer doch so hygienisch und sauber angelegten Umgebung durch ein System, das eigentlich für Parasiten, insbesondere Würmer, evolutionär angelegt ist.**

Dies ist ein Beleg dafür, dass sich das Immunsystem über viele Millionen Jahre gebildet hat, in welchen der Mensch eben unter schmutzigeren Bedingungen überleben musste, Ausgerechnet unsere heutigen Hygienestandards können uns also auch krank machen. Tatsächlich entwickeln Kinder die auf dem Lande auf dem

Bauernhof aufwachsen, weniger Allergien. Insofern erfährt der 1965 erschienene Songtext von Franz Josef Degenhardt gegen die Spießigkeit der Nachkriegsjahre

» Spiel nicht mit den Schmuddelkindern,
» sing nicht ihre Lieder
» Geh doch in die Oberstadt,
» mach's wie deine Brüder

eine ganz neue Bedeutung. Oder wie die Mütter vor ein, zwei Generationen oft sagten: »Schmutzige Kinder sind gesund«. Das Immunsystem braucht eben auch Kontakte, um gestärkt zu werden. Würmer sind damit natürlich nicht gemeint.

9.2.5 Vitamin D und Milchverträglichkeit

Da die meisten subhumanen Primaten dunkel pigmentiert sind und die Wiege der Menschheit Afrika ist, war wohl auch die ursprüngliche menschliche Population dunkel pigmentiert. Warum sind dann aber **Nordwest-Europäer** und **Asiaten** heller pigmentiert?

> **Nach einer plausiblen Hypothese stellt die Heller-Pigmentierung eine Anpassung an eine geringere ultraviolette Einstrahlung in kälteren Regionen dar.**

Für die Entstehung der unterschiedlichen Pigmentierung der Menschheit gibt es 4 recht unterschiedliche Hypothesen, die alle von der Tatsache ausgehen, dass die Empfindlichkeit der Haut für **UV-Strahlen** von deren Melaningehalt abhängig ist, einem Farbpigment, von dem es zwei Varianten, eine braun-schwärzliche und eine hellere, mehr gelblich rötliche, gibt. Die Melanine in der menschlichen Haut sind immer eine Mischung aus beiden Formen und für den farblichen Hauttyp verantwortlich.

Die erste Hypothese geht von einer natürlichen Selektion abhängig von der jeweiligen Region aus, wobei die Lichtverhältnisse und der UV-Anteil den selektiven Mechanismus darstellen. Melanin schützt die Haut vor UV-Strahlung und ist daher protektiv gegenüber Mutationen, die z. B. zu Hautkrebs führen können. Dies könnte ein selektiver Faktor sein, der in Regionen mit höherer Sonneneinstrahlung größere Bedeutung besitzt als in solchen mit niedrigerer Sonneneinstrahlung. Außerdem schützt Melanin die im Blut zirkulierende Folsäure vor UV-Strahlung. **Folsäure** ist in der Embryogenese und in der Spermienproduktion von Bedeutung und könnte bei Menschen mit niedrigerem Melaninanteil zu verminderter Fruchtbarkeit und höherer embryonaler Letalität

führen. Und tatsächlich korreliert das geographische Verteilungsmuster der menschlichen Pigmentierung recht gut mit dem geographischen Verteilungsmuster der Sonneneinstrahlung.

Die zweite Hypothese geht von einer Entstehung der unterschiedlichen Pigmentierungsmuster durch **sexuelle Selektion** aus
(▶ Abschn. 10.2). Danach ist die frühe Kindheitsprägung für die
Partnerwahl von Bedeutung. Dies könnte in Gebieten mit geringerem natürlichen Selektionsdruck gegen helle Pigmentierung zur
Ausbildung der helleren Hautfarbe geführt haben, in dem Menschen
mit hellerer Hautfarbe in diesen Gebieten sexuell bevorzugt wurden.

Die dritte und vierte Hypothese (s. u.), und diese erscheinen
am wahrscheinlichsten, postulieren **Vitamin D** als den wahrscheinlichsten selektiven Faktor. UVB-Strahlung ist notwendig, um Provitamin D in der menschlichen Haut zu Vitamin D umzuwandeln.
Vitamin D wird zur Kalzifikation der Knochen benötigt. Eine geringe Verfügbarkeit führt zu **Rachitis.** Ein rachitisch verformtes
Becken führt unter primitiven Lebensbedingungen häufig zum
Tod von Mutter und Kind während der Geburt. Auch in Deutschland beschrieben die Gynäkologie-Lehrbücher am Anfang des vergangenen Jahrhunderts noch ausführlich diese Komplikation und
Kinder in nördlicheren Breitengraden werden auch heute in den
ersten beiden Lebensjahren mit Vitamin D substituiert. Eine mangelnde Vitamin-D-Versorgung ist also ein starker Selektionsdruck
in Richtung hellerer Pigmentierung, da in hellerer Haut bei glei-
cher UV-Einstrahlung mehr Provitamin D zu Vitamin D umgesetzt wird und heller pigmentierte Haut einen Selektionsvorteil
besitzt. Diese Hypothese wird auch dadurch untermauert, dass
Frauen generell eine hellere Hautfarbe als Männer haben, was sich
durch den erhöhten Kalzium- und Vitamin-D-Bedarf während der
Schwangerschaft und Stillzeit erklärt.

Die vierte Hypothese geht von einer **Gen/Kultur Koevolution**
aus und erweitert in gewissem Sinne die vorher beschriebene bzw.
beschreibt eine Verstärkung der natürlichen Auslese beim Leben
unter verschiedenen Umweltbedingungen. Sie geht von der großen
Häufigkeit der Fähigkeit aus, im Erwachsenenalter Milch verdauen
zu können, die hauptsächlich in der Bevölkerung Nordwest-
europas verbreitet ist. Die meisten Menschen können den Milchzucker Laktose nur so lange verdauen, wie sie durch Muttermilch
ernährt werden. Danach verlieren sie die Fähigkeit durch eine genetisch determinierte Verminderung der Aktivität des Enzyms
Laktase, das im Dünndarm die Laktose verdaut. Molekularbiologische Untersuchungen haben nachgewiesen, dass die Bauern in
der frühen Phase der Viehzucht Europas nicht in der Lage waren
Milch im Erwachsenenalter in einer für die Ernährung bedeuten-

den Menge zu verdauen. In der weiteren Entwicklung muss sich dies geändert haben. Die überwiegende Mehrheit aller Menschen nordwesteuropäischer Abstammung behält die Fähigkeit, Laktose zu verdauen, lebenslang (◘ Abb. 9.5). Während die meisten Menschen afrikanischer und asiatischer Herkunft nach Milchkonsum unter Durchfällen und anderen Beschwerden leiden, können Nordwesteuropäer ohne Verdauungsbeschwerden Milch trinken. Nur etwa die Hälfte der Südeuropäer und sehr wenige Individuen anderer Bevölkerungen besitzen auch diese Eigenschaft, die durch eine Mutation entstanden ist. Auch in einigen wenigen, relativ kleinen Bevölkerungsgruppen Afrikas und Asiens ist diese Mutation vorhanden. Inzwischen ist es gelungen einen aus über einer Mio. Erbbausteinen bestehenden genetischen Typus zu identifizieren, der mit der Fähigkeit Milch zu verdauen in Verbindung gebracht werden konnte. Aus der Länge dieser genetischen Veränderung schlossen die Wissenschaftler, dass diese noch relativ jung sein muss und erst vor 5000–10000 Jahren einem selektiven Druck ausgesetzt wurde. Der genetische Ursprung ist bei den meisten Nordwesteuropäern der Austausch **eines einzigen Bausteins** auf dem Laktase-Gen. Diese Variante wird in den afrikanischen Populationen, die Milch vertragen, nicht gefunden, was dort auf einen anderen Entstehungsmechanismus der Milchverträglichkeit schließen lässt. Das Auftreten in Nordwesteuropa kann man zeitlich ungefähr mit der Domestikation des Rindes in Zusammenhang bringen und so könnte man diese Mutation mit der Milchwirtschaft in diesen Gebieten in Verbindung bringen und daher einen Selektionsvorteil für die Mutation zur Erhaltung der Enzymaktivität der Laktase postulieren. In Nordwesteuropa gab es jedoch wohl nie eine Zeit, während der die Bevölkerung hauptsächlich auf Milch als Eiweiß- oder Flüssigkeitsquelle angewiesen gewesen wäre, eine Voraussetzung für einen Selektionsmechanismus von so großer Durchschlagkraft. Schließlich handelt es sich nach neueren Forschungsergebnissen sogar um die stärkste selektionsbedingte Veränderung, die man jemals im Erbgut der Europäer untersucht hat. Weiterhin ist es bekannt, dass Milch schon früh zu Milchprodukten wie Käse und Joghurt verarbeitet wurde, was dann auch bei der Laktose-Intoleranz bei ähnlichem Ernährungswert kein Problem mehr bereitet. Daher könnte auch hier nach einer anderen Hypothese **Rachitis**, die wie erwähnt früher von großer Bedeutung war, der wesentliche selektive Faktor gewesen sein. Die Absorption von Galaktose und Glukose, in welche die Laktose durch Laktase gespalten wird, fördert auch die Resorption von Kalzium, was wiederum antirachitisch wirkt. Insofern könnte die lebenslange Beibehaltung der Enzymaktivität der Laktase und die Entstehung der

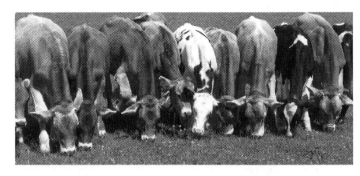

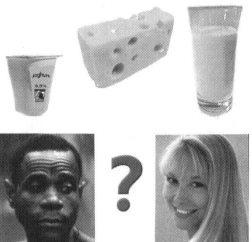

⊡ Abb. 9.5 Kuhmilch und die Besiedelung in Gebieten schwacher Sonnenein-strahlung. (Bild Sigrid Göhner-Buselmaier)

hellen Hautfarbe in nördlichen Breitengraden durch die erwähnten Mechanismen ein heimisch werden von Homo sapiens in nördlicheren Regionen ermöglicht haben.

Neuere Daten beschreiben Neandertaler-Relikte in Genen, die für die Pigmentierung der Haut von Bedeutung sind. Eines davon gilt auch als bedeutsam für hellere Haut, wobei sich diese Variante bei 70% der Europäer findet (▶ Kap. 4). Sie fehlt dagegen bei Asiaten völlig. Diese wiederum tragen eine Variante in ihren Pigmentgenen, die auch vom Neandertaler stammen soll und die Vermehrung und Reifung von Pigmentzellen unterstützt. Auch dieser Genfluss vom Neandertaler könnte die Besiedelung Europas mit unterstützt haben.

Die noch heute notwendige medikamentöse Unterstützung mit Vitamin D in den ersten beiden Lebensjahren verdeutlicht aber auch, wie viel von unserer evolutionären Herkunft noch in uns steckt und wie wesentlich die Beachtung unseres Ursprungs ist (⊡ Tab. 9.2).

▣ Tab. 9.2 Übersicht: Physiologische Beispiele für den Konflikt zwischen evolutionärer Anlage und heutigen Auswirkungen						
	Blut-hochdruck	Übergewicht	Diabetes mellitus	Herz-Kreislauf-Erkrankungen	Allergische Reaktionen	Haut-pigmentie-rung
Probleme	Jeder 2. Erwachsene mit Bluthoch-druck	Fettleibigkeit bedingt durch soziale und kulturelle Gege-benheiten. 1,6 Milliarden Menschen welt-weit betroffen	Weltweit fast 400 Mio. Men-schen betrof-fen, Tendenz steigend	Arteriosklerose	Anaphy-laktische Reaktionen	Rachitis
Ursache	Renin-Angio-tensin-System bei heutiger Ernährungs-weise über-aktiv	Energieaufnahme (vor allem durch Fette und Zucker) und -verbrauch im Ungleichge-wicht	Korrelation mit Wohlstands-entwicklung vor allem Über-gewicht	Übergewicht, Bluthochdruck, erhöhter Blut-zuckerspiegel, Fettstoffwechsel-störungen, seelischer Stress, Arbeitsüberlas-tung, Depression	Immun-globulin-E-Ausschüttung	Vitamin D bei dunkler Pigmentie-rung in nördlichen Breitengra-den

9.2.6 Anorexie, Bulimie und Binge-Eating

Essstörungen sind typische psychosomatische Erkrankungen westlicher Gesellschaften. Während einerseits die Fallzahlen von Adipositas ständig zunehmen, hat sich andererseits das Schönheitsideal für Frauen seit den 1960er Jahren immer mehr in Richtung extrem schlank entwickelt. Während **Anorexie (Magersucht)** und **Bulimie (Ess-Brech-Sucht)** durch selbst herbeigeführten Gewichtsverlust bzw. Normalgewichtigkeit charakterisiert sind, kann **Binge-Eating** zu Adipositas führen. Eine Gemeinsamkeit aller drei Essstörungen ist jedoch, dass das Denken über Essen oder Nicht-Essen sich zum Lebensmittelpunkt entwickelt und den Tagesablauf bestimmt. Da die einzelnen Störungen ineinander übergehen und daher nicht klar voneinander abgrenzbar sind, soll hier auf differenzierte Zahlenangaben verzichtet werden. Man schätzt grob, dass ca. 20% der Jugendlichen gefährdet sind, wobei Anorexie und Bulimie zu den häufigsten chronischen Erkrankungen im Kindes- und Jugendalter zählen. Von Magersucht sind vor allem junge Mädchen betroffen, Bulimie wird vor allem bei Frauen diagnostiziert. Weibliche Personen erkranken etwa 12-mal häufiger als männliche. Binge-Eater sind dagegen zu ⅓ männlich.

◘ **Tab. 9.3** Übersicht: Psychosomatische Beispiele für den Konflikt zwischen evolutionärer Anlage und heutigen Auswirkungen

	Anorexie	Bulimie	Binge-Eating
Problem	Magersucht vor allem bei jungen Mädchen	Heißhungeranfälle und selbst initiiertes Erbrechen	Neigung zu Adipositas
Ursache	Schlankheitsideal	Figurerhaltung	Esskontrollverlust

Ein genetischer Anteil am Erkrankungsrisiko konnte für alle Essstörungen nachgewiesen werden. Wie bei allen multifaktoriell vererbten Merkmalen ist jedoch der molekulargenetische Nachweis von konkret verursachenden Genen schwierig und die Relevanz der bisher identifizierten genetischen Varianten eher gering. Der Nachweis einer genetischen Beteiligung bezieht sich daher auf die klassischen Familien- und Zwillingsbefunde. So haben nach Familienuntersuchungen bei der Anorexie Verwandte ersten Grades von Patientinnen ein etwa 10-fach erhöhtes Risiko selbst zu erkranken. Zwillingsstudien schätzen den genetischen Anteil unterschiedlich auf 36%-80%, neuere Studien auf etwa 50%. Ähnlich ist die Situation bei Bulimie und Binge-Eating. Für erstere schwanken die Angaben des genetischen Anteils zwischen ca. 30% und 80%. Für Binge-Eating wird der erblich bedingte Anteil mit unter 50% gemessen. Zusammenfassend kann man also feststellen, dass zwar eine genetische Prädisposition existiert, aber neben den biologischen auch soziale, gesellschaftliche und familiäre Faktoren eine erhebliche Rolle spielen, genauso wie die individuelle Persönlichkeit. Vor allem bei der Anorexie ist sicherlich das westliche Schönheitsideal neben Pubertätsproblemen und der Modeindustrie mit ihrem Schlankheitsdruck auf Models und deren Vorbildcharakter von ausschlaggebender Bedeutung, was auch den wesentlich höheren Risikoanteil bei Mädchen begründet. Bei Bulimie ist die Furcht vor Gewichtszunahme, bei den in der Regel sehr gepflegten und schlanken Frauen, der bestimmende Faktor. Die Heißhungeranfälle werden dann durch mechanisch ausgelöstes Erbrechen zur Kalorienreduzierung kompensiert. Binge-Eater zeichnen sich dagegen durch Kontrollverlust bei den immer wiederkehrenden Essattacken aus. Von nicht zu unterschätzender Bedeutung ist aber letztlich bei allen Essstörungen der Kultureinfluss, der zu diesen Lifestyle-Erkrankungen führt.

Nach welchen Kriterien uns die Selektion konstruiert hat

Werner Buselmaier

W. Buselmaier, *Der Gen-Kultur-Konflikt*,
DOI 10.1007/978-3-662-49395-3_10, © Springer-Verlag Berlin Heidelberg 2016

Wie bereits mehrfach erwähnt, sind Mutationen und natürliche Selektion die Taktgeber der Evolution und Mutationen die Voraussetzung für Selektion. Dabei ist Selektion, also Auslese bzw. Auswahl, der zentrale Mechanismus der Evolution, also des sich Anpassens von Individuen einer Population an die Umwelt. Die Geschwindigkeit dieses Prozesses ist natürlich abhängig von der **Generationsdauer** der betrachteten Art und der davon abhängigen erreichbaren Populationsgrößen. Man denke nur an die Geschwindigkeit von Antibiotikaresistenz-Bildung bei Bakterien, die dazu führt, dass sich bestimmte pathogene Keime an das Vorhandensein eines Antibiotikums durch zufällige Mutation anpassen, sich weiter vermehren können, ja teilweise sogar in ihrer Vermehrung davon abhängig werden, während die Teile der Population, bei denen die entsprechende Mutation nicht vorhanden ist, durch das Antibiotikum abgetötet werden. Bei einer Bakterienpopulation geschieht dieser Vorgang innerhalb von Stunden. Vergleicht man damit beim Menschen vorteilhafte Genvarianten auf dem Weg zu ihrer Fixation, kann man wiederum die Genregion, die für die Aufspaltung von Milchzucker verantwortlich ist und das Laktase-Gen enthält, oder Pigmentgene betrachten, die für die Entstehung der hellen Hautfarbe verantwortlich sind. Ihre Fixation dauerte in nördlichen Breitengraden Jahrtausende und ist, wenn man die auch heute noch notwendige Substitution von Säuglingen mit Vitamin D3 betrachtet, vielleicht noch nicht einmal abgeschlossen.

> **Die menschliche Evolution läuft also sehr viel langsamer ab, als die beispielsweise seiner pathogenen Konkurrenten.**

Durch Selektion wird also die letztlich nicht zufällige Veränderung der Zusammensetzung des Erbguts einer Population erreicht. Voraussetzung hierfür ist das Vorhandensein von genetischen Variationen in einer Population, wobei die Summe der vorhandenen Varianten immer eine Momentaufnahme der **Adaption** darstellt.

> **Adaption ist charakterisiert durch die Bewegung einer Population auf einen Phänotyp hin, der in der gegenwärtigen Umwelt am besten passt.**

Die treibende Kraft dieses Prozesses ist die unterschiedlich erfolgreiche Fortpflanzung von Trägern verschiedener genetischer Varianten. Entscheidend ist dabei der Fortpflanzungserfolg.

10.1 Natürliche Selektion

Wie bereits Charles Darwin erkannte, sorgt die natürliche Variabilität der Phänotypen innerhalb einer Population dafür, dass einige Individuen bessere Überlebens- und Reproduktionschancen haben, deren Nachkommen erreichen das fortpflanzungsfähige Alter ebenfalls mit größerer Wahrscheinlichkeit usw. Dabei ist die **selektiv wirkende Kraft** immer die gegenwärtige **Umwelt**. Sie ist der zentrale Prozess durch den Organismen an ihre jeweilige Umwelt angepasst werden, weshalb Darwin den Begriff der **natürlichen Selektion** eingeführt hat.

Dagegen ist die später hinzugefügte und auch heute noch oft zu hörende Metapher »survival of the fittest« irreführend. Die natürliche Selektion erhöht zwar die Anzahl günstiger genetischer Varianten über die Generationen (**positive Selektion**) und verringert die Häufigkeit schädlicher genetischer Varianten (**negative Selektion**).

Doch dafür ist nicht das Überleben ausschlaggebend, sondern ausschließlich der Reproduktionserfolg. Die Selektion begünstigt also ausschließlich die Reproduktion, nicht die Gesundheit und schon gar nicht die Lebenslänge. Folglich beschreibt der Ausdruck »the fittest« nicht das stärkste und gesündeste Individuum, sondern das mit dem größten Fortpflanzungserfolg.

> **Solange Lebensdauer und Gesundheit keinen negativen Effekt auf den Fortpflanzungserfolg haben, werden sie von der natürlichen Selektion nicht beachtet, sind also selektionsneutral. Entscheidend sind ausschließlich die Lebensfähigkeit, die Lebensdauer und die Fruchtbarkeit der Keimzellen.**

Bleibt noch zu erörtern, was die Einheit der Selektion ist, woran sie angreift. Bisher gingen wir davon aus, sie greife am Individuum, am Phänotyp an. Lange Zeit galt jedoch die Gruppenselektion als höhere Selektionseinheit. Diese sollte **altruistisches** Verhalten des Menschen erklären. Gruppenselektion bedeutet: Das Genom eines Individuums bestimmt nicht nur dessen eigene Fitness, sondern wirkt sich in Populationen über soziale Interaktionen auch auf benachbarte Individuen aus, sodass sich deren Überlebenschancen vergrößern oder verringern. Gruppenselektion allein erscheint jedoch als relativ schwache Kraft und die verhaltensbiologischen Argumente hierzu, die auf Beobachtungen herdenbildender Tiere beruhen, weitgehend widerlegt.

Besser lässt sich altruistisches Verhalten erklären, wenn die Nachbarn innerhalb einer Gruppe miteinander verwandt sind. Dies beschreibt das Konzept der **Verwandtenselektion**: Verwandte

Organismen tragen teilweise die gleichen Gene. Unter diesen Umständen bestimmt nicht nur die individuelle Fitness den Gesamtbetrag der Gene eines Individuums zu den Folgegenerationen, sondern auch die Wirkung des Individuums auf die Verwandten:

Durch Schutz von Verwandten lässt sich ein größerer Anteil eigener Gene an die nächste Generation vererben, als dies durch die Fitness eines einzelnen Individuums möglich wäre. Eine Mutation, die zusätzlich verwandte Genome mit der gleichen Mutation schützt, setzt sich also schneller durch. Die Theorie der Verwandtenselektion ergänzt die individuelle Fitness also durch eine **inklusive Fitness** und bietet somit eine Erklärung, warum altruistisches Verhalten einen Selektionsvorteil mit sich bringen könnte.

Noch schlüssiger kann das Konzept **egoistischer Gene** den evolutionären Sinn altruistischen Verhaltens in Bezug auf die Verwandtenselektion erklären. Richard Dawkins hat es 1976 in seinem Buch »The Selfish Gene« eingeführt. Es definiert die wahre Selektionseinheit und damit die Abstammungslinie der Organismen. Rekapitulieren wir: Bisher galt der Phänotyp des Individuums als Selektionseinheit – er soll durch verbesserte Anpassung die Abstammungslinie der Organismen begünstigen. Nach Dawkins Theorie sind jedoch die Gene die wahren Begünstigten, da sie den Phänotyp erzeugen und abhängig von dessen Angepasstheit überleben oder auch nicht.

> ❯ **Gene sind die permanenten Replikatoren. Phänotypen sind nur temporäre, generationsbezogene »Vehikel«, oder »Überlebensmaschinen«, die durch den Zusammenschluss der Gene geformt werden.**

Anpassung dient also dazu, die Überlebenswahrscheinlichkeit des Gens zu erhöhen, unabhängig vom Überleben des Individuums oder der Gruppe, die das Gen trägt. Überspitzt könnte man also fragen, wie dies der Autor vor Jahrzehnten bei seiner Antrittsvorlesung als Privatdozent formuliert hat: »Sind wir die Marionetten unserer Gene?« (❏ Abb. 10.1).

Meistens stimmen die Interessen der Gene und ihrer »Vehikel« überein. Ist dies jedoch nicht der Fall, reduziert der Organismus seine Fitness, um durch altruistisches Verhalten im Sinne der Verwandtenselektion das Überleben der Gene zu sichern.

Egoistische Gene sind auch die Ursache für etwas, was man als den **Konflikt der Gene** untereinander bezeichnet. Die sexuelle Fortpflanzung und die damit herbeigeführte Mischung des väterlichen und mütterlichen Erbguts stellen sicher, dass sich Gene von ihren Nachbarn auch wieder befreien können. Insofern ist der Evolutionsprozess also letztlich eine ständige Optimierung von Genen

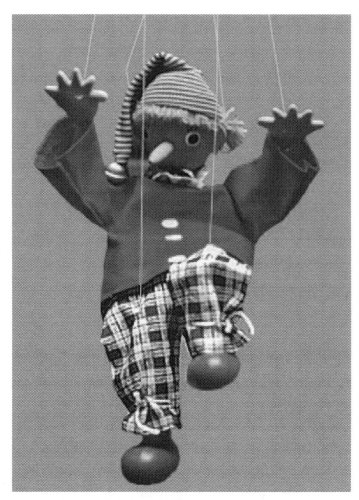

und die Fortpflanzung ist ein Optimierungsprozess von Genkombinationen, wir sind nur die dazu notwendigen Vehikel. Konsequent weitergedacht ist damit die Entstehung der Arten und damit der ganze Evolutionsprozess der Organismen nichts anderes als die ständige Perfektionierung von Kampfmaschinen im **Krieg der Gene um ihre eigene Unsterblichkeit.**

10.2 Sexuelle Selektion

Die natürliche Selektion erreicht den höheren Fortpflanzungserfolg eines bevorzugten Phänotyps meist indirekt. D. h., der Effekt

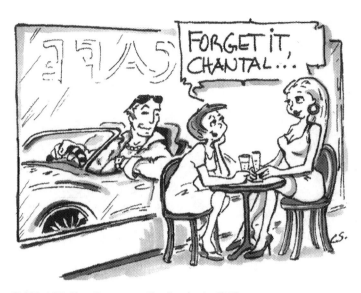

◘ Abb. 10.2 Ohne Kommentar. (Aus Buselmaier 2015)

der erfolgreicheren Keimzellen kommt durch höhere Tauglichkeit in anderen Lebensbereichen zum Tragen. Dagegen setzt die sexuelle Selektion direkt am Begattungserfolg und damit am Fortpflanzungserfolg an.

Bereits Darwin erklärte mithilfe der sexuellen Selektion den sekundären Geschlechtsdimorphismus. Beim Menschen führt die sexuelle Selektion zwar nicht zur Bildung »exzessiver Strukturen« wie Geweih oder Löwenmähne. Und doch erinnert der direkte Konkurrenzkampf um den gewünschten Reproduktionspartner und das damit häufig verbundene Imponiergehabe auch an unsere genetische Ausstattung aus der Jäger- und Sammlerzeit: Auch wir wählen unsere Partner nicht nur anhand vergleichbarer Intelligenz, passender Körpergröße, charakterlicher Eigenschaften und dergleichen aus. Von der sexuellen Selektion profitiert die Werbebranche sicherlich genauso wie die Modeindustrie. Statt Löwenmähne haben wir Autos oder durch Bodybuilding-Studios geformte körperliche Attraktivität (◘ Abb. 10.2).

In jeder Generation findet also eine intensive Selektion statt, um durch eine gesteigerte Wettbewerbsfähigkeit den Reproduktionserfolg zu erhöhen. Deshalb wird die sexuelle Selektion häufig zur Erklärung schnell entwickelnder Merkmale herangezogen.

> Sexuelle Selektion basiert auf der Variabilität der sekundären Geschlechtsmerkmale und verstärkt den Geschlechtsdimorphismus. Sie trägt zur Verstärkung der natürlichen Selektion bei.

10.3 Selektion formt keine perfekten Organismen

In ► Kap. 9 wurden anatomische Beispiele dafür aufgeführt, dass der Mensch, wie jede andere heutige Spezies auch, von einer langen Reihe altertümlicher Formen abstammt. Somit schleppen auch wir die Anatomie unserer Ahnen mit uns. Alte Strukturen werden an immer neue Herausforderungen angepasst, der Organismus sozusagen im laufenden Betrieb umgebaut.

Selektion kann nur auf etwas einwirken, was bereits vorhanden ist. Sie ist ein stufenweiser Vorgang, bei dem sich Dinge allmählich addieren, wobei jede kleine Veränderung einen unmittelbaren Vorteil bieten muss. Sie ist nicht zu großen revolutionären Umwälzungen in der Lage. Es kann nicht alles Vorherige über Bord geworfen und in einem innovativen Prozess etwas völlig Neues erfunden werden.

Organismen sind auch Bündel von Kompromissen, für vielfältige Aufgaben geformt. Ingenieure würden heute für einzelne, getrennt betrachtete Aufgaben vielleicht bessere Einzellösungen finden. Man stelle sich Roboter vor mit ähnlicher mechanischer Geschicklichkeit wie der Mensch (► Abb. 16.1). Diese wären nicht anfällig für Knochenbrüche, Verstauchungen, Bänderdehnungen und Verrenkungen. Sie könnten aber nicht zusätzlich komponieren, singen, lesen und Kinder bekommen.

Nicht jeder Evolutionsschritt ist adaptiv. Der Zufall hat sich auf die genetische Struktur von Populationen vermutlich stärker ausgewirkt, als man einst glaubte. Naturkatastrophen haben immer wieder das Erbgut ohne Richtung verändert. Viele genetische Varianten sind dadurch schlicht verlorengegangen und die übriggebliebenen haben die Selektion in eine andere Richtung getrieben.

Selektion kann nur an den verfügbaren Phänotypen ansetzen und die am besten angepassten Varianten begünstigen. Das müssen aber nicht unbedingt ideale Merkmale sein. Neue genetische Varianten entstehen eben nicht nach Bedarf.

Wir können also nicht erwarten, dass die Evolution vollkommene Lebewesen hervorbringt. Die natürliche Selektion basiert auf der Basis »besser als vorhanden«.

Verändern Medizin und Gesellschaft unser Genom?

Werner Buselmaier

W. Buselmaier, *Der Gen-Kultur-Konflikt*,
DOI 10.1007/978-3-662-49395-3_11, © Springer-Verlag Berlin Heidelberg 2016

Die Häufigkeit von Genen und Erbkrankheiten in verschiedenen Bevölkerungen ist in einer Reihe von gut bewiesenen Fällen abhängig von natürlichen Selektionsmechanismen in der Vergangenheit. Veränderungen von **Genhäufigkeiten** durch den raschen Wandel von modernen Gesellschaften und dem damit verbundenen medizinischen Fortschritt sind zu erwarten, weil der natürliche Selektionsdruck nachlässt oder wegfällt oder weil medizinische Möglichkeiten eine Reproduktion von Vertretern in der Gesellschaft zulässt, die in der Vergangenheit von der Reproduktion ausgeschlossen waren.

> **Dies wird sowohl zur Verminderung als auch zur Vermehrung von Genhäufigkeit führen**

Hierbei stellt sich die Frage nach der Geschwindigkeit solcher Veränderungen. Die Beantwortung dieser Frage soll hier in Ansätzen und an Beispielen versucht werden, wobei die beschriebenen Beispiele an einzelnen Genen belegen, dass selbst durch den Menschen, z. B. durch genetische Beratung und pränatale Diagnostik, herbeigeführtes Ausschalten von Selektion kaum zu raschen Veränderungen in für uns überschaubaren Zeiträumen führt.

Dies gilt aber für die klassische genetische Beratung, wie sie seit etwa den 1970er Jahren durchgeführt wird. Seit wenigen Jahren hat sich aber durch neue technische Entwicklungen die Sequenzierungsmöglichkeit der menschlichen Erbsubstanz, also des Genoms, wesentlich verbessert, d. h. die individualisierte Analyse des gesamten Genoms eines Menschen wird bei geringen Kosten innerhalb von wenigen Stunden möglich sein. Dies stellt wohl den größten Fortschritt der molekularen Biologie in unserer Zeit dar und wird in Zukunft die Möglichkeiten einer individualisierten medizinischen Therapie eröffnen. Gleichzeitig werden wir aber mit ganz neuen ethischen Problemen konfrontiert werden, die mit Sicherheit die **Reproduktionsmedizin** betreffen, indem sie den Wunsch nach einem genetisch kontrolliert gezeugtem Kind eröffnet. Die 2010 gegründete amerikanische Firma Counsyl bietet bereits heute entsprechende Tests für künftige Eltern an, um über hundert genetisch bedingte Erkrankungen eines Kindes auszuschließen. Mögliche zukünftige Entwicklungen in diesem Bereich werden in ▶ Kap. 15 behandelt werden.

Weitere Veränderungen unserer Gesellschaft werden durch ein geändertes Reproduktionsverhalten in modernen Gesellschaften eingeleitet.

11.1 Verminderung von Genhäufigkeiten

Das **Sichelzellgen**, ein Gen für eine Variante zur sichelzellförmigen Verformung der roten Blutzellen, das zur Sichelzellanämie, dem klassischen Schulbeispiel für eine genetische Erkrankung, führt, ist in den meisten schwarzafrikanischen Bevölkerungen häufig. Durch eine Mutation im reinerbigen Zustand, wenn also sowohl das entsprechende väterliche als auch das mütterliche Gen die Mutation auf das Kind weitervererbt, kommt es zu einer Blutarmut, da sich bei Sauerstoffarmut alle Blutzellen durch Bildung von Fasern sichelförmig verformen, miteinander verklumpen und die kleinen Blutgefäße verstopfen. Dies kann zu lebensbedrohlichen Durchblutungsstörungen führen, vor allem bei körperlicher Aktivität und in größeren Höhen. Durch diese schwere Behinderung der Betroffenen haben sich diese fast niemals fortgepflanzt. Trotz dieses Selektionsnachteils und obwohl die spontane Mutationsrate des Gens nicht erhöht ist, wurde das Gen in den beschriebenen Populationen häufig. Dies beruht auf einem Selektionsvorteil der mischerbigen Nachkommen, also von Trägern, die nur ein defektes Gen vererbt bekommen haben, gegen die Tropenkrankheit **Malaria**. Wegen der schlechteren Vermehrungsfähigkeit der Malaria-Erreger in den sichelzellförmig verformten roten Blutkörperchen hat die Mischerbigkeit Kinder vor schweren klinischen Formen dieser Erkrankung geschützt – und in durchseuchten Gebieten erkranken am häufigsten die Kinder. Heute dagegen ist die Mischerbigkeit für das Sichelzellgen wegen des Rückgangs der Malaria ein Selektionsnachteil, da auch bei diesen Kindern etwa 1 % der roten Blutzellen deformiert ist.

Wegen der deutlichen Verminderung des selektiven Faktors wird sich die Genhäufigkeit in Zukunft vermutlich vermindern, wobei hier Zeiträume auch wegen des Auftretens neuer behandlungsresistenter Stämme schwer abschätzbar sind.

Ähnliches, wenn auch nicht so ausgeprägt, gilt für ein anderes Blutleiden, die **Thalassämie**, bei der verschiedene Mutationen die Produktion von normalem Hämoglobin stören. Reinerbigkeit führt hier zu schweren Krankheitserscheinungen. Mischerbige hatten jedoch in der Vergangenheit wahrscheinlich einen Selektionsvorteil bezüglich der **Mittelmeer-Malaria,** einer anderen Form der Malaria (Malaria tertiana) wie die oben beschriebene Malaria tropica, da die Krankheitsverläufe milder waren. In Mittelmeerländern, in denen diese Form der Malaria durch ausgedehnte, heute trocken gelegte, Sumpfgebiete verbreitet war, ist die Frequenz dieses Gens häufig, ebenso in Westafrika und weiten Teilen Asiens. Wegen der weitgehenden Verdrängung dieser Form der Malaria aus den Mittelmeerländern sollte die Genhäufigkeit für Defekt-Gene hier langfristig sinken (sieh auch ▶ Abschn. 15.2).

Ein anderes Beispiel für die Verminderung eines selektiven Faktors ist die **Tuberkulose**. Die Mortalitätsrate ist hier in entwickelten Ländern in den letzten Jahrzehnten deutlich gefallen. Vom 16. Jahrhundert bis zum Beginn des 20. Jahrhunderts war die Tuberkulose dagegen in Europa endemisch und für ca. $1/5$ der Todesfälle verantwortlich. Gleichzeitig ist die **Mukoviszidose**, eine angeborene Stoffwechselerkrankung (▶ Abschn.15.2), die häufigste genetische Erkrankung der weißen Bevölkerung. Ihre Häufigkeit beträgt in Mitteleuropa 1 zu 2.000 bis 2.500 Neugeborene. Ca. 4% der Bevölkerung sind mischerbige Genträger. Bereits vor Jahrzehnten hat man festgestellt, dass Mukoviszidose-Patienten selten an Tuberkulose erkranken und dass mischerbige Genträger eine verringerte Mortalität besitzen. Auch nimmt man an, dass das Tuberkulose-Bakterium vor etwa 35.000 Jahren erstmals aufgetreten ist, was zeitlich mit dem Ursprung der Mukoviszidose in etwa kongruent ist. Die große Verbreitung des Mukoviszidose-Gens spricht für einen Selektionsdruck auf das Gen durch eine Infektionserkrankung. Tuberkulose kann diesen Selektionsdruck ausgelöst haben und es gibt biochemische Theorien, die wahrscheinlich machen, dass bei entsprechenden Genträgern die Vermehrungsrate der Tuberkulose-Bakterien vermindert ist. Der Rückgang der Tuberkulose sollte also in entwickelten Ländern im Laufe der Zeit auch die Genfrequenz des Mukoviszidose-Gens verringern. Für stabile Populationen in entwickelten Ländern gibt es Berechnungen, dass die Inzidenz für Mukoviszidose in ca. 20 Generationen halbiert sein sollte, was wohl allerdings keinen Gen-Import voraussetzt. Insofern ist dieser Wert bei der heutigen Mobilität der Weltbevölkerung allerdings von theoretischer Bedeutung.

11.2   Vermehrung von Genhäufigkeiten

Das Paradebeispiel ist hier die **Rot-Grün-Blindheit**, die über das mütterliche Geschlechtschromosom vor allem an männliche Nachkommen vererbt wird, da sie dort reinerbig vorliegt. Männer erben von der Mutter deren weibliches Geschlechtschromosom und vom Vater das männlich prägende väterliche Geschlechtschromosom. Bei dieser genetisch bedingten Störung des Farbsehens gibt es große Unterschiede im Vergleich von ursprünglichen Populationen zu technisch hochentwickelten Industriegesellschaften. Eskimos, australische Ureinwohner, Einwohner der Fidschi-Inseln, nord- und südamerikanische Ureinwohner

u. a. haben eine Häufigkeit unter Männern von 2% für alle Typen der Rot-Grün-Blindheit. In Industriegesellschaften liegt die Häufigkeit bei ungefähr 8%. Im Jäger- und Sammlerstadium ist Rot-Grün-Blindheit sicher ein Handicap für das Überleben, das in mehr städtisch geprägten Populationen nicht existiert. Auch wenn diagnostische Fehler bei der Untersuchung der ursprünglichen Populationen bei diesem Vergleich nicht ganz ausgeschlossen werden können, so hat der weitgehende Wegfall des natürlichen Selektionsdruckes offensichtlich zu einem Anstieg geführt. Ähnliche Untersuchungen gibt es für **Refraktionsanomalien**, **Hörschärfe** und anderes. Dass bei diesen Beispielen ein messbarer Anstieg zu verzeichnen ist, mag allerdings auch daran liegen, dass gegen diese genetischen Varianten der natürliche Selektionsdruck auch von Anfang an relativ gering war, sodass entsprechende Träger auch von vorne herein recht häufig waren.

Generell ändern sich Genhäufigkeiten nur sehr langsam, sodass der Effekt häufig überschätzt wird. Dies zeigt die angeborene Stoffwechselstörung **Phenylketonurie**. Die Erkrankung tritt dann auf, wenn beide Eltern das Defektgen ihrem Kinde vererben. Da etwa 2% der Bevölkerung diese Genvariante mischerbig tragen aber klinisch gesund sind, ist ein Zusammentreffen zweier Genträger und dann auch noch das Zusammentreffen beider Defektgene relativ selten, und so kommt es zu einem Erkrankten unter 10.000 Geburten. (Für genetisch Versierte: Die Erkrankung wird autosomal-rezessiv vererbt, nur ¼ der Kinder aus einer solchen Verbindung erkranken, die Hälfte der Kinder sind wieder klinisch gesunde Kinder aber Genträger und ¼ der Kinder erben nur die beiden Nichtdefektgene). Die Stoffwechselstörung führt schon im Säuglings- und Kleinkindalter zu schweren irreversiblen Hirnschädigungen und zu geistiger Retardierung mit einem IQ von selten über 20. Träger dieser Krankheit lassen sich durch einen Bluttest, der in Deutschland und vielen anderen Ländern im Rahmen des routinemäßigen Neugeborenen-Screenings durchgeführt wird, erkennen. Kindern wird dann – und dies ist eine der wenigen therapierbaren Ausnahmen schwerer Gendefekte – eine spezielle Diät (arm an Phenylalanin) verabreicht, die streng einzuhalten ist, und so die Hirnschädigung vermieden. Die Diät führt, wenn sie möglichst früh nach der Geburt einsetzt und mindestens bis zum 14. Lebensjahr konsequent eingehalten wird, zu einer völlig normalen geistigen Entwicklung und damit zur vollen Teilnahme aller Genträger, eben auch der reinerbigen, an der Fortpflanzung. Berechnungen haben hier ergeben, dass eine Verdopplung der Genhäufigkeit, also von 2% auf 4% nach 36 Generationen, zu erwarten wäre. Seit Christi Geburt und damit seit Beginn der neuen Zeitrechnung ist aber erst eine Folge von etwa 60 Generationen vergangen. Gleichzeitig ist diese Berechnung auch ein gutes Beispiel dafür, dass Maßnahmen gegen reinerbige Genträger, wie sie in der jüngeren deutschen Geschichte aus ethnischer Pervertierung vorkamen, schon vom theoretischen Standpunkt aus wirkungslos sind. Populationsgenetisch wird sich damit die Anzahl von Erkrankten nicht vermindern. Generalisiert zeigt dieses Beispiel die Stabilität unserer genetischen Herkunft.

11.3   Veränderungen im Reproduktionsverhalten

Durch die berufliche Chancengleichheit beider Geschlechter, längere Ausbildungsgänge, ausgedehnte berufliche Etablierung, die zunehmende Definition des Selbstwertgefühls über den beruflichen und damit gesellschaftlichen Erfolg und den Wunsch der bestmöglichen Rahmenbedingungen für die Kindesentwicklung steigt das Durchschnittsalter der Mütter in Deutschland und vielen anderen entwickelten Ländern bei der Geburt ihrer Kinder immer mehr an. Nach Angaben des Demographie Portals des Bundes und der Länder nahm das durchschnittliche Gebäralter in Westdeutschland zwischen 1960 und 1975 zunächst von 27,5 auf 26,5 Jahre ab. Danach ist ein stetiger Anstieg zu verzeichnen und es betrug 2011 bereits 30,8 Jahre. In Ostdeutschland vor der Wiedervereinigung lag seit den frühen 1970er Jahren das durchschnittliche Gebäralter konstant bei 24,5–25 Jahren, also deutlich unter dem westdeutschen Niveau. Nach der Wiedervereinigung verringerte sich die Altersdifferenz bis 2011 auf 29,5 Jahre. 2013 lag das Bundesdurchschnittsalter der Mütter nach dem Statistischen Bundesamt bei 30,7 Jahren bei Geburt des 1. Kindes.

Apple und **Facebook** finanzieren seit einiger Zeit für ihre weiblichen Angestellten das **Einfrieren von Eizellen** um den Kinderwunsch zu verschieben nach dem Motto: »Ein Kind ja, aber bitte nicht jetzt«. Auch das **US-Militär** kündigte Anfang 2016 ein solches Pilotprojekt für Soldatinnen an. So bietet z. B. das amerikanische Unternehmen EggBanxx die Entnahme von Eizellen, deren Schockgefrieren und Einlagern schon ab 7.000 Dollar an. Bei diesem als »**sozial freezing**« bezeichneten Vorgehen wird Frauen die Möglichkeit gegeben, sich von biologischen und ökonomischen Zwängen zu befreien, erst später, wenn die Karriere bereits gefestigt ist, eine Familie zu gründen und sich nicht zwischen Kind und Karriere entscheiden zu müssen. Kritiker verurteilen diese Möglichkeit als Ausbeutung, unmoralisch und frauenverachtend. In den USA nutzt bereits eine wachsende Zahl von Frauen diese

Möglichkeit und in Deutschland ist nach Umfrage die Akzeptanz dieser Methode umso stärker, je jünger die befragten Frauen sind. Über die Hälfte der jungen Frauen begrüßen diese Möglichkeit, die biologische Uhr anzuhalten, und etwa 40% der Männer. Der neueste Trend in USA sind sog. **Egg Freezing Parties**, bei denen sich junge Frauen über diese neue reproduktionsbiologische Methode informieren können. Dies bedeutet aber auch, dass Sexualität zunehmend entkoppelt von der Zeugung eines Kindes betrachtet wird.

Aufgrund des zunehmenden Gebäralters der Mütter und durch reproduktionsmedizinische Maßnahmen nehmen in den letzten Jahren die Anzahl der Mehrlingsschwangerschaften erheblich zu. Grund sind **Hormongaben**, die den Eisprung der Frau stimulieren sollen, und neuere Möglichkeiten der Reproduktionsmedizin, wie **In-vitro-Fertilisation** (IVF), also Befruchtung im Reagenzglas und **Intracytoplasmatische Spermieninjektion** (ICSI), was die Injektion des Spermiums in das Zytoplasma der Eizelle beinhaltet, wenn die Spermienbeweglichkeit zu gering ist. Die Schwangerschaft muss danach natürlich wieder über IVF herbeigeführt werden. In der Regel werden bei der IVF zur Erhöhung der Schwangerschaftswahrscheinlichkeit 2–3 Eizellen transplantiert, was dann bei der Erstübertragung von Eizellen zu einer Schwangerschaftswahrscheinlichkeit von ca. 32,5% führt. Das Durchschnittsalter der Frauen beträgt bei der IVF 35,2 Jahre und nach dem Journal für Reproduktionsmedizin und Endokrinologie wurden in Deutschland von 1997–2013 129.810 Einlinge, 66.558 Zwillinge, 5828 Drillinge und 89 Vierlinge durch IVF, ICSI und Kryotransfer (eingefrorene Eizellen) geboren bzw. durch die dem IVF-Register angeschlossenen Institutionen gemeldet. Da es in Deutschland kein Zwillingsregister gibt, ist die **Zunahme der Zwillingsgeburten** durch Hormongaben und obige Maßnahmen der künstlichen Befruchtung exakt nicht abzuschätzen. Sie hat sich aber von 1977 bis 2011 in etwa verdoppelt, wobei der langjährige Mittelwert in Deutschland bis in die 1970er Jahre bei 8–9/1.000 Geburten lag. Dabei spielt die Hormonbehandlung bei der Zunahme der Zwillingsgeburten eine weit größere Rolle als die IVF. Weitere neuere reproduktionsmedizinische Methoden wie die Eizellspende und Leihmutterschaft (beides in Deutschland nach dem Embryonenschutzgesetz von 1990 verboten) und die Spermaspende bei Sterilität des Mannes, sollen hier nur der Vollständigkeit halber erwähnt werden, weil sie in vielen Ländern praktiziert werden, ohne dass hier auf die vielfältigen ethischen Problematiken eingegangen werden kann. Zu diesen Auswüchsen der Moderne soll nur noch angemerkt werden, dass in Indien eine Leihmutter bis zu 7.000,00 € »Prämie« erhält, ein erheblicher Anreiz für aus ärmlichen Verhältnissen kommende Frauen.

Natürlich verändern alle diese Methoden nicht unser Genom. Die einzige Methode, die zur Vermeidung schwerer Erbkrankheiten in Deutschland seit 2011 unter strenger Indikation zugelassen ist, die eine Selektion früher Embryonen in vitro nach der Fertilisation und vor der Implantation erlaubt, ist die **Präimplantationsdiagnostik** (PID). Sie wurde 1988 vom Autor dieses Buches mit seiner Mitarbeiterin Carol Bacchus nach experimentellen Untersuchungen an der Maus für die Nachkommen aus Familien mit hohem Risiko für unbalanzierte Chromosomentranslokationen und für seltene durch ein einziges Gen erbliche Erkrankungen als pränataldiagnostische Methode vorgeschlagen. Seit den frühen 1990er Jahren wird diese Methode in vielen anderen Ländern der Welt angewandt und führte bisher weltweit zur Geburt von mehr als 10.000 Kindern.

Betrachtet man die reproduktionsmedizinischen Fortschritte der letzten Jahrzehnte als Ganzes, so lässt sich feststellen – und dies sei nochmals betont –, dass sie natürlich keinen Einfluss auf die genetische Konstellation des einzelnen Menschen nehmen und hier ist auch eine absolute Grenze zu setzen. Sie verändern aber das soziale Gefüge unserer modernen Gesellschaft im Vergleich zu früheren Gesellschaften erheblich. So entwickeln ältere Mütter und Väter andere Erziehungsmethoden als jüngere, sind vielleicht behütender und besorgter.

> ❯ **Reproduktionsmedizinische Fortschritte verändern nicht das Genom, aber das soziale Gefüge.**

Zwillinge sind häufiger Frühgeburten. Sie werden im Durchschnitt wegen der intrauterinen Enge ca. 4 Wochen zu früh geboren und haben dadurch ein herabgesetztes Geburtsgewicht. Zwillinge, die als zweite geboren werden, haben ein wesentlich höheres Risiko für zerebrale Schädigung.

Schäden während des Geburtsvorgangs sind doppelt bis 4-mal so häufig wie bei Einlingsgeburten. Auch zeigen Zwillingsschwangerschaften eine höhere Abortrate und eine höhere Rate an Frühmortalität als Einlingsschwangerschaften. Darüber hinaus gibt es einige psychologische Besonderheiten. In der Kindesentwicklung tendieren Zwillinge dazu eine Sozialgruppe zu bilden. Nicht selten entwickeln sie eine Art von Privatsprache. Dies vermindert den Kontakt zur sonstigen Umwelt. Ein anderes Phänomen ist die Rollendifferenzierung. Ein Zwilling kann mehr dominieren, der andere mehr die untergeordnete Rolle spielen. Der eine Zwilling übernimmt besonders Außenaufgaben für die

Zweiergruppe, er ist z. B. der Sprecher, der andere ist mehr der, der die Entscheidungen fällt. Auch findet bei Zwillingen jedes einzelne Kind weniger elterliche Zuwendung durch die vermehrte Arbeitsbelastung der Eltern. Auch berichten Zwillinge häufig über eine engere lebenslange Bindung zueinander als normale Geschwister.

Teilweise werden Mütter Kinder gebären – und hierfür gibt es schon genügend Beispiele –, die sich eigentlich jenseits der Reproduktionsperiode befinden. Kinder werden vielleicht auch eine kürzere Periode in ihrem Leben die Eltern als Begleiter haben oder zumindest während einer anderen Lebensperiode der Eltern. Natürlich werden sie eher in gesicherten Lebensverhältnissen aufwachsen, aber das technische Verständnis der Eltern wird bei der gegenwärtigen Fortschrittsentwicklung manchmal nicht mehr so ganz mitkommen.

Bei Samen- oder Eizellspenden ist nur einer der Eltern genetisch mit dem Kind verwandt.

Diese Ausführungen sollten keineswegs als ein Plädoyer gegen die beschriebenen Methoden verstanden werden; vergessen wir nicht, dass durch sie für viele Eltern erst ein Kinderwunsch zu realisieren ist und dass sie vielen Frauen erst eine gleichwertige Teilhabe am Berufsleben und damit eine soziale Gleichstellung ermöglichen. Wir sollten uns nur darüber bewusst werden, dass wir als erste Generation in der Menschheitsgeschichte unser letztlich technisches Können benutzen, um unsere Biologie zu verändern.

Warum wir sterblich sind und Überlegungen zum Ursprung des Glaubens

Werner Buselmaier

W. Buselmaier, *Der Gen-Kultur-Konflikt*,
DOI 10.1007/978-3-662-49395-3_12, © Springer-Verlag Berlin Heidelberg 2016

Altern und letztlich **Tod** kann man vereinfacht ausgedrückt als einen Prozess der **Abnahme der Fähigkeit zur Selbstregeneration** beschreiben. In der Evolution sehr niedrig stehende zellkernlose Organismen und viele niedrige Organismen, die aber bereits einen Zellkern haben, sind potenziell unsterblich.

Tatsächlich gibt es aber auch in der Biologie vielzelliger Organismen Beispiele (wenn auch wenige) für die **Unsterblichkeit** eines Organismus. **Süßwasserpolypen**, ca. 2,5 cm große Nesseltiere, können verbrauchte Zellen fortlaufend durch neue ersetzen und sich so ständig regenerieren. Dieser Regenerationsvorgang erfolgt durch sog. **Stammzellen**, die sich wie beim Menschen auch in verschiedene spezialisierte Zelltypen entwickeln können. Bei Menschen ist dieser Vorgang jedoch auf eine endliche Teilungsrate begrenzt, wofür ein komplizierter Mechanismus verantwortlich ist, der mit den Verpackungseinheiten unserer Gene, den Chromosomen zu tun hat. Bei Menschen und bei nahezu allen sonstigen Individuen verkürzen sich nämlich bei jeder Teilung die Enden dieser Chromosomen und ab einer gewissen Grenze kann dann die für jede Teilung notwendige Duplizierung des Erbgutes nicht mehr stattfinden, womit die Vermehrungsfähigkeit einer Stammzelle und damit auch die weitere Bildung differenzierter Zellen beendet wird. Die Stammzelle stirbt ab. Anders verhält es sich bei den Stammzellen des Süßwasserpolypen. Sie sind extrem aktiv und in nur 5 Tagen können alle Körperzellen einschließlich der Nervenzellen ersetzt werden, womit diese Polypen – von »Unfällen« einmal abgesehen – unsterblich sind.

Es existiert aber noch ein zweites Beispiel, bei dem ein ganz anderer Mechanismus greift. Eine bestimmte Qualle mit dem zoologischen Namen *Turritopsis nutricula* kann nach Erreichen der sexuellen Reife durch einen Vorgang, den man als **Transdifferenzierung** bezeichnet, ihre Zellen einem Zellwandlungsprozess unterziehen, der diese wieder in das Jugendstadium zurückversetzt, sodass sich der Organismus in einem ständigen Wandlungsprozess befindet, der sich offenbar unbegrenzt wiederholen kann.

Auch ein fossiler Schwamm aus dem ostchinesischen Meer ist bekannt, für den ein Alter von 11.000±3.000 Jahre abgeschätzt wurde. Im Pflanzenreich gibt es Mammutbäume, die auf ein Alter von 2.000 Jahren aufgrund ihrer Jahresringe geschätzt werden, und von Kiefern sind Exemplare mit einem Alter von über 4.000 Jahren bekannt.

> ❯ **Sterblich sind dagegen alle tierischen Organismen mit Körper- und Keimzellen. Der einzige unsterbliche Teil in ihnen ist, unter Voraussetzung ihrer Fortpflanzung, ein Teil ihrer Gene.**

Methusalem, der älteste Mensch der Bibel (Gen. 5, 21–27), starb im Alter von 969 Jahren. Er war der Großvater von Noah und mit ihm kam die Sintflut. Durch sie beschloss Gott seine eigene Schöpfung bis auf die Insassen der Arche zu zerstören und startete ein Reset, nicht ohne kurz davor zu beschließen, dass fortan der Mensch nur noch 120 Jahre alt werden sollte. Natürlich sind diese Angaben kaum ernst zu nehmen, bemerkenswert ist aber die letzte Zahlenangabe. Die Französin Jeanne Calment, 1875 in Arles geboren, hält seit 1990 den Rekord des höchsten bestätigten Alters eines Menschen mit 122 Jahren und 168 Tagen. Sie selbst führte ihr erreichtes Alter auf den Genuss von Olivenöl, Knoblauch, Gemüse und Rotwein zurück.

❯❯ Physiologisch muss man daher davon ausgehen, dass die maximal erreichbare Lebensspanne des Menschen bei ungefähr 120 Jahren liegt.

Dennoch ist die Definition von Altern und Tod schwierig und entzieht sich bisher einer alle Phänomene umfassenden Definition (◘ Abb. 12.1). Eine brauchbare Definition ist vielleicht die des Gerontologen Leonard Hayflick:

❯❯ Altern ist die Summe aller Veränderungen, die in einem Organismus während eines Lebens auftreten und zu einem Funktionsverlust von Zellen, Geweben, Organen und schließlich zum Tod führen.

Natürlich ist diese Definition eher deskriptiv und beschreibt nicht die eigentlichen verursachenden biologischen Prinzipien, die für das Altern verantwortlich sind, und schon gar nicht, warum Altern und Tod überhaupt existieren.

Mit den biologischen Ursachen des Alterns befasst sich die **Biogerontologie**. Altern ist ein physiologischer Vorgang und ein wesentlicher Risikofaktor für die Gesundheit, aber keine primäre Todesursache. Typische Begleiterkrankungen des Alterns und die Ursache dafür, dass z. B. der Mensch in der Regel nicht die oben erwähnte Lebensspanne erreicht, sind Herz-Kreislauf-Erkrankungen (die häufigste Todesursache), Erkrankungen der Lunge, neuronale Gefäßerkrankungen, Diabetes mellitus Typ II, Osteoporose, Arthrose und je älter wir werden Krebs.

Aus Familienuntersuchungen und dem Vergleich ein- und zweieiiger Zwillinge geht zweifelsfrei hervor, dass es für die maximal erreichbare Lebensspanne eines jeden Menschen eine **genetische Prädisposition** gibt. Ihr Anteil auf die Lebenserwartung wird aber nur auf 20–30% geschätzt. Wir alle kennen die aus der jeweiligen Familiengeschichte abgeleiteten Aussagen »gute« oder

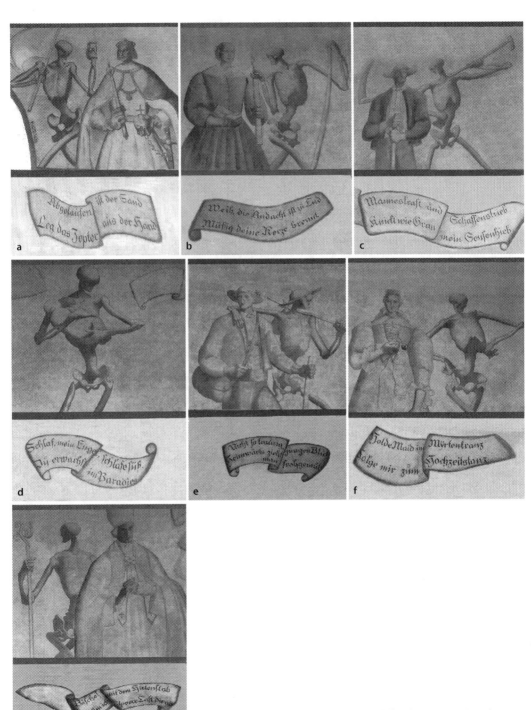

12

❑ **Abb. 12.1** Der Totentanz des Malers Rudolf Stolz (1874-1960). Fresken am Friedhofseingang von Sexten, Südtirol. (Mit freundlicher Genehmigung der Gemeindeverwaltung Sexten, Bild Sigrid Göhner-Buselmaier)

»schlechte« Gene für ein langes oder kurzes Leben zu haben und die daraus resultierenden Hoffnungen oder Befürchtungen. Die durchschnittliche Lebenserwartung im Jahr 2015 beträgt in Deutschland für neugeborene Jungen fast 78 Jahre und für neugeborene Mädchen fast 83 Jahre. Nach allen bisherigen sonstigen Erfolgen der DNA-Sequenzanalyse sind in der Altersforschung die molekulargenetischen Befunde noch recht dünn. So untersuchte eine amerikanische Wissenschaftlergruppe um Paola Sebastiani und Thomas T. Perls (Science, 2010) 1055 95–119-jährige und 1267 Kontrollpersonen. Sie identifizierten 150 genetische Signaturen einzelner Bausteine im Genom und konnten mit 77%iger Genauigkeit besondere Langlebigkeit in Abhängigkeit von der Anzahl dieser Varianten voraussagen. Die Publikation wurde später aus methodischen Gründen zurückgezogen. Bis heute wurden keine verantwortlichen Gene für das Altern gefunden. Folglich ist jede Abschätzung des Anteils der genetischen Prädisposition spekulativ und ein genetisches »Todesprogramm« aus evolutionärer Selektion oder Verwandtenselektion scheint es nach unserem bisherigen Wissen nicht zu geben.

12.1 Alterungsprozess des Genoms

Der bisher erfolgversprechendste Ansatz zur Erklärung des Phänomens des Alterns ist daher der evolutionsbiologische. Bereits 1942 schloss der britische Genetiker John B. S. Haldane, dass die durch einen Gendefekt bedingte Erkrankung **Chorea Huntington**, ein Nervenleiden mit schnellen unwillkürlichen (choreatischen) Bewegungen, langsamem körperlichen Zerfall und zunehmenden psychischen Veränderungen bis zur Demenz schweren Grades, die sich meist zwischen dem 30. und 40. Lebensjahr entwickelt und bei allen der Genträger auftritt (Penetranz 100%) nur deshalb existiert, weil in früheren Zeiten nur wenige Menschen überhaupt ein Alter von 40 Jahren erreichten. Die späte Manifestation nach dem Reproduktionsalter ist also kein Ansatzpunkt für die Selektion, womit wir bei einer zentralen Aussage der evolutionären Medizin bezüglich des Alterns angelangt sind:

❯❯ **Evolution ist fokussiert auf Reproduktionserfolg und nicht auf ein möglichst langes Leben.**

In der gesamten Biologie höherer Organismen, mit Ausnahme des Menschen, ist Altern im menschlichen Sinne ein kaum auftretender Vorgang, da die Organismen durch externe Auslöser bereits vorher sterben. Infolgedessen ist ein genetisch fixiertes Todesprogramm sehr unwahrscheinlich, da evolutionäre Selektion hier kaum ansetzen konnte. Aus evolutionärer Sicht beginnt Altern nach Abschluss der Reproduktion bzw. nachdem die Kinder zu selbstständig lebensfähigen Individuen herangewachsen sind und vollzieht sich gewissermaßen außerhalb deren Kontrolle.

Vom Standpunkt der Humangenetik gibt es für eine begrenzte Reproduktionsphase valide Gründe. Bei Frauen setzt die Menopause im Alter von 45 bis 55 Jahren ein. Die Entstehung einer Trisomie der Chromosomen (z. B. **Trisomie 21**, **Down-Syndrom**) korreliert mit dem mütterlichen Alter. Der Grund hierfür liegt darin, dass zum Zeitpunkt der Geburt bereits alle weiblichen Eizellen gebildet sind, aber noch in einem Vorstadium vorliegen. In allen Körperzellen besitzt der Mensch nämlich 46 Chromosomen, die Verpackungseinheiten der Gene, und zwar 2 von jeder Sorte, jeweils eines vom Vater und eines von der Mutter (▶ Abb. 3.1). Dieser Satz muss in den Keimzellen halbiert werden, damit der bei der Befruchtung neu entstandene Embryo wieder 46 Chromosomen besitzt. Hierzu müssen sich die jeweils homologen Chromosomen aneinanderlagern, um anschließend durch einen Teilungsprozess, den man Meiose nennt, regelgerecht verteilt werden zu können. Genau in diesem Stadium liegen die Eizellen bereits bei der Geburt eines Mädchens vor. Diese Paarung scheint sich mit zunehmendem Alter aus bisher unbekannten Gründen zu lockern, was dann dazu führen kann, dass fälschlicherweise 2 homologe Chromosomen in eine Eizelle (Oozyte) gelangen mit dem Ergebnis, dass nach der Befruchtung eine Trisomie entsteht. Dieser Vorgang der fehlerhaften Verteilung ist altersabhängig und liegt bei einer ca. 20-jährigen Frau bei 0,1%, bei einer 50-jährigen bei etwa 10%. Gleichzeitig steigt mit zunehmendem Alter von Männern bei abnehmender Spermienproduktion die **Genmutationsrate** (Mutationen in einzelnen Genen) und damit das Risiko für Erkrankungen, die durch ein einziges Gen verursacht werden. Dies liegt an dem ständigen Kopiervorgang zur Produktion befruchtungsfähiger Spermien, wobei die Fehlerrate mit der Kopienzahl steigt.

> **Die Menopause und der Rückgang der Spermienentwicklung im Alterungsprozess – von heutigen pränataldiagnostischen Möglichkeiten einmal abgesehen – sind also letztlich Schutzmechanismen, die die Entstehung genetisch gesunder Kinder befördern und noch genügend Zeit für deren Erziehung lassen.**

Nach dem Prozess der Fortpflanzung kann die Selektion nicht mehr angreifen. Man hat dafür den Ausdruck **Selektionsschatten** geprägt, da in freier Wildbahn zu wenige Individuen ein Alter erreichen, um gegen das Altern einen Selektionsdruck aufzubauen.

Die Alterungsprozesse des Genoms – und nur diese sollen hier behandelt werden – sind bisher nur in Ansätzen verstanden. Die zwei wesentlichen Hypothesen hierzu sind:

- Die Telomer (Chromosomenden)-Hypothese
- die zelluläre Seneszenz und der programmierte Zelltod.

12.2 Die Telomer (Chromosomenenden)-Hypothese

Zwei seltene genetische Erkrankungen sind hier von Bedeutung. Das **Hutchinson-Gilford-Syndrom** ist durch einen Gendefekt gekennzeichnet, der zur Bildung eines abnormen Strukturproteins führt, das normalerweise Stabilisierungs- und Regulationsaufgaben im Zellkern wahrnimmt und auch an der Aktivierung von Genen beteiligt ist. Die Zellkerne der an diesem Syndrom leidenden Patienten sind daher zum großen Teil deformiert. Die Erkrankung führt zu einer frühen Alterung und die Kinder erreichen in der Regel das reproduktionsfähige Alter nicht. Die mittlere Lebenserwartung beträgt 13 Jahre. Inzwischen ist belegt, dass dieses Syndrom mit einer beschleunigten Verkürzung der Chromosomenenden (Telomere) einhergeht, die ja – wie bereits beschrieben – eine wesentliche Funktion bei der Zellteilung besitzen. Auch bei der sehr seltenen **Dyskeratosis congenita** liegt ein Gendefekt vor. Die Patienten altern neben vielfältigen anderen Störungen vorzeitig. Die betroffenen Genprodukte sind nachgewiesenermaßen an der Wiederherstellung der Chromosomenenden beteiligt, was im Normalfall nach der Zellteilung geschieht, bei der sich die Chromosomenenden durch den komplizieren Prozess der DNA-Duplikation verkürzen. Diese Telomerasen werden daher auch als das »**Unsterblichkeitsenzym**« bezeichnet. »Telomerasen« sind allerdings nicht in allen Zellen, sondern nur in bestimmten Zelllinien aktiv. Es sind dies neben den Keimzellen vor allem Stammzellen von Geweben, die sich ständig erneuern müssen, wie Zellen des Gastrointestinaltraktes, Epidermiszellen oder Zellen des blutbildenden Systems und im negativen Falle Krebszellen, bei denen sich ihre Aktivität ins Umgekehrte entwickelt und den Krebszellen ermöglicht sich endlos zu teilen. Ein Defekt in den Genen führt zur vorzeitigen Zellalterung und zum Zelltod. Diese und bereits Anfang der 1990er Jahre erhobenen experimentellen Befunde haben zur Formulierung der Telomer-Hypothese des Alterns geführt. Die Telomer-Hypothese geht von der Beobachtung aus, dass bei den meisten Körperzellen die Telomere die Teilungshäufigkeit einer Zelle regulieren, d. h. diese Chromosomen-Region verkürzt sich von Zellteilung zu Zellteilung an allen Chromosomen einer Zelle.

Beim Menschen sind bei der Geburt ca. 90.000 solcher DNA-Bausteine an den Chromosomenenden vorhanden. Mit jeder Zellteilung wird diese Sequenz zwischen 25 und 200 Bausteine verkürzt. Mit der Zunahme der Verkürzung verlangsamt sich die Zellteilung, bis sich die Zelle überhaupt nicht mehr teilt und seneszent wird (also ihr Wachstum einstellt). Die Telomerlänge begrenzt daher die Zellteilung und man hat eine Korrelation gefunden zwischen dem Proliferationspotential und der Lebensspanne. Bei langlebigen Organismen ist das Proliferationspotential größer.

Ein häufig zitiertes Beispiel für die Telomerverkürzung ist ein Schafexperiment, das der britische Embryologe Ian Wilmut mit Kollegen 1997 in der Zeitschrift Nature publiziert hat und das eigentlich von Keith Campbell durchgeführt wurde. Das Experiment war die weltweit erste Klonierung eines Säugetieres aus dem Kern einer differenzierten Körperzelle und deshalb eine Sensation, weil man bis dahin nicht vermutet hatte, dass ein differenzierter Zellkern sich wieder entdifferenzieren, also omnipotent werden kann. Die Wissenschaftler entnahmen einem 5-jährigen Spenderschaf einen Brustdrüsenzellkern und verbrachten ihn in eine Eizelle, der man vorher den eigenen Zellkern entnommen hatte. Der so entstandene Embryo wurde von einer Leihmutter ausgetragen. Das neugeborene Klonschaf nannte man **Dolly** nach der Country-Sängerin Dolly Parton in Anspielung auf deren Oberweite. Dolly verstarb im Alter von 6 Jahren früh, verglichen zu der normalen Lebenserwartung von 10 bis 12, manchmal 20 Jahren. Die direkte Todesursache war zwar eine schwere Lungenkrankheit, aber das Schaf zeigte zu diesem Zeitpunkt schwere Alterserscheinungen wir Arthritis. Viele Wissenschaftler hatten dies bereits kurz nach der Geburt von Dolly wegen der verkürzten Telomere des transferierten Zellkerns, der ja von einem 5-jährigen Schaf stammte, vorausgesagt. Auch aus **Zellkulturen** ist bekannt, dass sich die Zellteilungsrate in Abhängigkeit vom Lebensalter des Zellspenders verringert, also abhängig ist von der noch möglichen Teilungsrate, die die Telomere vorgeben.

12.3 Zelluläre Seneszenz und der kontrollierte Zelltod

Die zelluläre Seneszenz beruht auf der mit dem Lebensalter zunehmenden Ansammlung von genetischen Schäden in der Zelle. Diese entstehen durch freie Sauerstoffradikale, die zu Lipid- und Proteinoxidationsprozessen führen. Deren Abbauprodukte sammeln sich in der Zelle an und werden beispielsweise als **Alterspig-**

ment, besonders in Herzmuskel-, Leber-, Nerven- und Pigment-zellen der Retina, abgelagert. Die Zelle wird seneszent oder es wird der programmierte Zelltod eingeleitet. Dabei spielen bestimmte Zellzyklus-Kontrollproteine – wenn die Zelle noch leistungsfähig ist – eine bedeutende Rolle. Sie entscheiden, ob eine Zelle bei zu großen Schäden in den programmierten Zelltod geschickt wird oder sich weiter teilen darf. Spontane Defekte in den Genen für diese Zellzyklus-Kontrollproteine führen zur Ausschaltung des Seneszenzprogrammes und des programmierten Zelltodes und damit zu **Krebs.** Dies ist ein häufiger Mechanismus bei vielen Tumoren.

> ⟩ Man kann so den Alterungsprozess auch als eine ständige
> Vermeidung von Krebs ansehen. In der Jugend wird durch
> Vermeidung von Krebserkrankungen die reproduktive
> Phase gesichert, in späteren Jahren durch den gleichen
> Prozess das Altern beschleunigt.

Vielleicht hängt auch die familiäre Komponente des Alterungs-prozesses mit an der genetisch bedingten Effizienz unserer körper-eigenen Reparatursysteme für spontan durch äußere Einflüsse gesetzte genetische Schäden.

12.4 Überlegungen zum Ursprung des Glaubens

Es mag manchem an dieser Stelle nach der Behandlung biologi-scher Erklärungen von Alterungsprozessen etwas ungewöhnlich erscheinen, einen solchen Themensprung vorzunehmen. Es wird jedoch niemand bestreiten, dass Glaube etwas mit unserem Be-wusstsein zu tun hat, dass wir altern und sterben, und mit der Hoffnung von vielen auf ein jenseitiges Weiterleben nach dem Tode. Der studierte Theologe Charles Darwin macht zur Religio-sität folgende Ausführung:

> ⟩⟩ Das Gefühl religiöser Ergebung ist sehr kompliziert, es setzt
> sich zusammen aus Liebe, vollkommener Unterwerfung unter
> ein erhabenes, geheimnisvolles Etwas, einem starken Abhän-
> gigkeitsgefühl, Furcht, Ehrfurcht, Dankbarkeit, Hoffnung auf
> ein Jenseits und vielleicht noch anderen Elementen.

Religiosität naturwissenschaftlich zu behandeln setzt die An-erkennung voraus, dass geistige Leistungen und die Psyche be-treffende Merkmale genauso genetisch bedingt oder zumindest mitbedingt sind, wie unser Körperaufbau und die biochemisch gesteuerten Körperfunktionen. Tatsächlich begann die Wissen-schaft der Humangenetik historisch auch nicht etwa mit der Erforschung »körperlich greifbarer« genetischer Phänomene, sondern mit der Publikation des Hauptwerkes von Darwins berühmtem Vetter Franzis Galton mit dem Titel »Hereditary Talent and Character« im Jahre 1865. Es handelt über empirische Untersuchungen zur Vererbung der Intelligenz. Es dauerte dann zwar lange, bis die Humangenetik zur Erforschung der genetischen Grundlagen des Befindens und Verhaltens zurückfand, was natürlich evidente Ursachen hat, die darin begründet liegen, dass die molekulargenetische Forschung an Merkmalen und Krankheiten, die durch jeweils ein einziges Gen verursacht werden, sehr erfolgreich war und ist. Die Erforschung so komplex gesteuerter Merkmale, wie solche aus dem Bereich der Verhaltensgenetik, begann erst langsam im Verlauf der letzten Jahrzehnte und richtet sich heute in ihrem Hauptaugenmerk auf die Anwendung molekulargenetischer Methoden, um Gene zu lokalisieren, die Verhalten steuern oder beeinflussen, wobei einer der Schwerpunkte die psychiatrische Genetik ist (▶ Abschn. 16.2). Dabei gibt es Überschneidungen zur Entwicklungsgenetik und zur evolutionären Psychologie.

Da Religiosität zum Phänomen-Komplex der Psyche gehört, muss es hierfür evolutionsbiologische verhaltensgenetische Ursachen geben. Und wiederum ist es Darwin, der formuliert, dass es für eine solche »Gemütserregung« eines Individuums höherer intellektueller und moralischer Fähigkeiten bedarf. »Erste, wenn natürlich viel schwächere Empfindungen in diese Richtung finden sich aber auch bei Tieren, beispielsweise in der Treue und Unterordnung eines Hundes zu seinem Herrn.«

> Mehr als 80% der Weltbevölkerung gehören einer organisierten Religion an, der Rest ist nicht zuordenbar, aber auch unter ihnen findet sich ein größerer Anteil von letztlich gläubigen Menschen und natürlich auch die Atheisten und Agnostiker.

Dabei konnten sich die Wissenschaftler bisher nicht darauf einigen, wie viele Religionen auf der Welt es gibt. Es sind aber mehrere Tausend, wenn man kleinere Religionsgruppen und Strömungen mit einbezieht. Im Allgemeinen geht man jedoch davon aus, dass Christentum, Islam, Hinduismus, Buddhismus und Judentum die **5 großen Weltreligionen** darstellen.

> Damit ist Religiosität, um es mit der Sprache des Genetikers auszudrücken, ein ähnlich hoch konserviertes Merkmal wie beispielsweise das Fortpflanzungsverhalten und das Fressverhalten – Verhaltensweisen, ohne die keine Art überleben würde.

Ein bemerkenswerter Unterschied besteht allerdings darin, dass Religiosität ein reflexives Bewusstsein voraussetzt, was gemeinhin nur dem Menschen zugeschrieben wird, also sich auch nur in der evolutionären Geschichte der Menschheit fixiert hat. Sie müsste sich also aus naturgeschichtlichen biologischen und später psychologischen Bausteinen zusammengesetzt haben, die älter waren. Ein Merkmal, wie die Religiosität, das so weit verbreitet ist, muss also aus evolutionsbiologischer Sicht einen Anpassungsvorteil besitzen, weil es sonst durch die natürliche Selektion beseitigt worden wäre. Der Gießener Anthropologe Eckart Voland drückt das so aus:

» Wenngleich Religionen aus wissenschaftlicher Sicht keinen Wahrheitsanspruch erheben können, scheint religiöse Lebenspraxis mit adaptiven Vorteilen verbunden zu sein.

Die anfänglichen Homo sapiens-Gruppen waren sicherlich klein. Ein Gruppenzusammenhalt war durch die Familie oder Sippe, durch den gemeinsamen Kampf ums Überleben und die tägliche Ernährung gegeben, jeder kannte jeden. Als die Gruppen größer wurden, nahmen mit der Gruppengröße der persönliche Bekanntschaftsgrad und die sozialen Kontakte ab. Es bedurfte einer neuen Bindungsgröße – Glaube kann dies sein. Nicht umsonst spricht man ja auch von einer **Glaubensgemeinschaft**. Glaube stärkt das Wir-Gefühl nach innen und außen und eine Gruppe, bei der das Wir-Gefühl stark ist, hat gegenüber einer solchen mit geringerer Gruppenbildung Vorteile, auch im Kampf. Religiöse Rituale haben dabei die Aufgabe, die Bindungsfunktionen ständig zu erneuern und zu festigen, aber auch sich abzugrenzen von anderen Gruppen. Man denke nur an die vielen Glaubenskriege der Menschheitsgeschichte.

Bewusstsein hat sich in mehreren Stufen entwickelt. Das primäre Bewusstsein ist ein kognitiver Prozess, der von Wahrnehmungs-, Sinnes- und Gefühlserlebnissen begleitet ist. Ein solches Bewusstsein ist den meisten Säugetieren, Vögeln und vielleicht auch anderen Wirbeltieren eigen. Das **reflektive Bewusstsein** dagegen ist während der Hominiden-Evolution zusammen mit Sprache und abstraktem Denken entstanden. Es hat mit dem Erkennen des Ichs, mit Selbsterfahrung und reflektierendem Denken zu tun. Ein reflektierendes Individuum fragt sich nach dem »Warum?« Warum scheint die Sonne? Warum wird es Nacht? Warum regnet es? Warum gibt es Jahreszeiten? Warum gibt es Gewitter? Was ist mit den verstorbenen Artgenossen danach? Durch Befunde der Kognitionsforschung und der Entwicklungspsychologie ist bekannt, dass schon Kinder zielgerichtet denken und Wahrnehmungen eine bestimmte Funktion zuordnen: Die Sonne scheint, damit mir warm ist; es regnet, damit die Pflanzen wachsen; es donnert, weil ich böse war; es schneit, damit ich Schlitten fahren kann.

Auch der prähistorische Mensch hat also die Welt hinterfragt, nach Gründen für die Ereignisse um sich herum gesucht und die Antworten natürlich nicht wie wir auf der Grundlage wissenschaftlicher Befunde geben können. Infolgedessen wurde in der Steinzeit in Ermangelung anderer Erklärungen die Antwort in Geistern und Dämonen gesucht und die Verfolgung von Hexen und Teufelsaustreibung ist auch in der jüngeren Menschheitsgeschichte noch gar nicht so lange her und entsprechende Rituale werden in ursprünglichen Bevölkerungen heute noch gepflegt. Auch in polytheistischen Religionen werden Göttern teilweise Naturereignisse zugeordnet, aus einer Erklärungsnot heraus.

All dies spricht dafür, dass Religion zum Überleben früherer Menschengruppen beitrug und als kulturelles Phänomen in der Evolution des Menschen positiv selektioniert wurde.

Dabei hat das **Todesbewusstsein** als das entscheidendste Ereignis des Lebens schon früh in der Menschheitsgeschichte eine Rolle gespielt. Bereits Neandertaler bestatteten ihre Toten. Sie sind die früheste Menschenform, bei denen Erdbestattungen belegt sind. Eine ganze Anzahl von bisher entdeckten Gräbern belegt, dass die Toten teils auf dem Rücken, teils in Hockstellung auf der Seite liegend mit angezogenen Beinen bestattet wurden. Bestattungen sind ein Hinweis auf eine **Jenseitsvorstellung**, die folglich bereits sehr früh in der Menschheitsgeschichte existiert haben muss. Das Todesbewusstsein kann sicherlich als Verstärkungselement des Glaubens betrachtet werden. Vielleicht hätte Glaube sich auch so entwickelt, aber doch möglicherweise in viel schwächerer Form.

Doch kehren wir zurück aus dem Reich der Spekulationen in die moderne Naturwissenschaft. Hier sind es zwei Bücher, die in den letzten Jahren das Thema Glauben betreffend für Aufsehen gesorgt haben:

Dean Hammer, Genetiker und Direktor der Genstruktur und -regulierungsabteilung im nationalen Krebsinstitut der USA, hat in seinem 2004 erschienenen Buch »**Das Gottes-Gen**« beschrieben, dass für religiöse Empfindungen zumindest teilweise ein Gen mit der Nomenklaturbezeichnung VMAT2 verantwortlich sei. VMAT2 kodiert für ein Zellmembran-Transporterprotein, das für die Ausschüttung chemischer Botenstoffe, sog. Neurotransmitter verantwortlich ist. Hammers Hypothese basiert auf einer kombinierten Studie aus verhaltensgenetischen neurologischen und physiologischen Untersuchung beim Menschen. Die Hauptargumente der Hypothese waren: Spiritualität kann durch psychometrische Messungen quantifiziert werden. Die Tendenz zur Spiritualität ist teilweise erblich. Ein Teil der Erblichkeit kann dem erwähnten Gen zugeordnet werden. Das Gen agiert quantitativ. Spirituelle Individuen sind bei der natürlichen Selektion favorisiert, da sie einen angeborenen Sinn für Optimismus haben, der zu positiven Effekten im physischen und psychischen Bereich führt. Die wissenschaftliche Gemeinschaft beurteilt den wissenschaftlichen Aussagewert dieser Untersuchung skeptisch, da sie auf nie in einer wissenschaftlichen Zeitschrift publizierten und auch unreplizierten Daten beruht.

Das zweite Buch **»Der Gotteswahn«** ist von Richard Dawkins, 2006 erschienen, und gilt seither als Haupttext des »Neuen Atheismus«. Dawkins erklärt die Glaubensentwicklung auf Ebene von **Memen**. Mem ist ein aus dem Wort Gen abgeleiteter Kunstbegriff und das kulturelle Pendant zum biologischen Gen, sozusagen die Grundeinheit der Replikation von Informationen. Das Mem, das kodiert »nur ein Gott« ist Teil eines großen Verbandes sich gegenseitig unterstützender Meme, die unterschiedlichen Religionen Mem-Komplexe. Dabei ist die zentrale Aussage von Dawkins, dass sich Religion durch Indoktrination von Kindern verbreitet, weil die Evolution sie so konstruiert habe, dass sie alles glauben, was die Eltern ihnen vermitteln. Grundlage hierfür ist, dass Vertrauen und Gehorsam für sie lebenswichtig ist. Dawkins nennt dies »sklavische Leichtgläubigkeit«.

Das größte Problem bei der Betrachtung des Ursprungs des Glaubens ist, dass Religionen durch ihre Unversöhnlichkeit gegenüber anderen Glaubensrichtungen viel zu Tragödien dieser Welt beitrugen und -tragen, ja teilweise deren Verursacher waren und sind. Wir sind alle nur teilweise rationale Wesen und von Voreingenommenheit sind auch Wissenschaftler nicht frei. Die Grundvoraussetzung eines naturwissenschaftlichen Ansatzes ist aber die ergebnisoffene Untersuchung einer Fragestellung, was zugegebenermaßen hier kaum möglich ist. Daher sucht man zwangsweise zu beweisen, was man beweisen will. Von Seiten der theologischen Forschung kann man nichts anderes erwarten. Aber auch bei den naturwissenschaftlichen Ansätzen hat man oft den Eindruck des Beweisenwollens einer bestimmten Hypothese. Gerade die letzten beiden beschriebenen Ansätze erscheinen davon nicht frei. Natürlich setzt auch jede Diskussion über die Entstehung des Glaubens erst bei der Entstehung des Menschen an. Wir hinterfragen nicht, was mit dem Rest geschieht.

❯❯ Natürlich sind wir die einzigen Wesen mit reflektierendem Bewusstsein. Aber sind wir überspitzt formuliert auch die einzigen, die gerettet werden sollen, oder es wert sind über den Tod gerettet zu werden?

Dies deutet auf ein sehr humanegozentrisches Weltbild hin. Was ist beispielsweise mit unseren nächsten Verwandten, den Schimpansen? Genetisch unterscheiden sie sich nur, je nachdem, was man in den Genomvergleich mit einbezieht, zwischen 5% und 2% von uns.

Vielleicht ist die ganze Evolution von vorneherein so ausgelegt mit dem Menschen als vorläufigem Höhepunkt, dass zwischen Evolution und Glaube kein Widerspruch besteht. Vielleicht sind wir nur die einzige Art, die darüber Bewusstsein erlangt hat, und vielleicht müssen wir uns auch damit abfinden, gerade diese wichtige Frage unserer Existenz mit den strukturellen Möglichkeiten unseres Gehirns eben nicht abklären zu können. Auch viele Naturwissenschaftler und unter ihnen Biologen können sich dem Phänomen des Glaubens nicht entziehen.

Spricht hieraus aber nicht auch eine gewisse Hybris, die wir uns als »Krone der Schöpfung« zu eigen gemacht haben?

Das ideologisierte Ernährungsproblem

Werner Buselmaier

W. Buselmaier, *Der Gen-Kultur-Konflikt*,
DOI 10.1007/978-3-662-49395-3_13, © Springer-Verlag Berlin Heidelberg 2016

Die modernen Massenkommunikationsmittel haben seit Jahren Essen als beliebtes Unterhaltungsangebot entdeckt. Zu keiner Zeit gab es so viele Kochshows, Berichte über Sterne-Köche und Gourmet-Restaurants wie heute. Auch Großarenen werden durch Kochshows gefüllt, Sterneköche erreichen Popstar-Charakter. Nach dem Besuch oder Fernsehkonsum essen die Leute dann ihre Fertigpizza, den Döner oder Burger. Der theoretische Unterhaltungswert ist also hoch, die gelebte Realität eher ernüchternd. Neu in den Charts der Ernährung sind Steinzeitrestaurants. Paläolithisch heißt dort die Form der Essensangebote oder Steinzeit-Diät. Die Devise ist: Essen und Abnehmen. Tabus in diesen Restaurants sind Zucker, Kartoffeln, Reis, Nudeln und Brot, angesagt sind Fleisch, Fisch, Gemüse, Beeren und Nüsse. In mehr oder weniger krassem Gegensatz dazu steht die ständige Zunahme der überzeugten Vegetarier und Veganer, die aus ethischen Gründen den Konsum unserer industriell erzeugten tierischen Proteine und Fette aus Massentierhaltung ablehnen.

13.1 Die Erzeugung von Lebensmitteln und damit verbundene Probleme

Gerade in den Überflussgesellschaften wird die Debatte über die richtige Ernährung mehr ideologisch, denn mit wissenschaftlichen Argumenten geführt. Dabei steht die Problematik der Massentierhaltung seit Jahrzehnten in einer kontroversen Diskussion zwischen Erzeugern und Tierschützern bzw. Verbrauchern, die in der überwiegenden Mehrheit sich eine artgerechte Erzeugung von Fleisch wünschen. In Deutschland werden nach Angaben des Statistischen Bundesamtes (2015) 12,7 Mio. Rinder, 28,1 Mio. Schweine, 1,6 Mio. Schafe und 39,6 Mio. Legehennen (die letzten beiden Angaben 2014) gehalten. Die Gesamtschlachtmenge beträgt 8,2 Mio. Tonnen. Dabei gibt es massentierhaltungstypische Probleme, die bei den Tieren zu Stress und Frustrationen führen. Sie können ihre artgerechten Verhaltensweisen nicht ausüben, es fehlen wegen der Haltung auf engem Raum Bewegungs- und Ruhemöglichkeiten und die Möglichkeit zur natürlichen Futtersuche. Die Raumenge bedingt die Anwendung von Amputationspraktiken, wie Kupieren der Schwänze bei Ferkeln, Abschneiden der Schnabelspitzen bei Legehennen und Puten, Entfernen der Hörner bei Rindern. Hoch problematisch ist auch der Einsatz von Medikamenten, vor allem Antibiotika. Die in Deutschland in der Nutztierhaltung eingesetzte **Antibiotika-Menge** liegt bei **1.700 Tonnen**. In der Humanmedizin sind es dagegen 250 bis 300 Tonnen. Dies führt beim Menschen zu **Multiresistenzbildung** durch ungewollte Antibiotikazufuhr oder Übertragung multiresistenter Keime durch Fleisch und viele Infektiologen warnen, dass dieses Problem uns in absehbarer Zeit bei der Bekämpfung von Infektionskrankheiten auf den Stand von 1900 zurückwerfen könnte. Besonders problematisch ist hier der versehentlich unsachgemäße Umgang mit Hähnchen- und Putenfleisch bei der Essenszubereitung wegen deren oft hoher Keimbelastung.

Der Fleischverbrauch einschließlich Tierfutterherstellung, industrieller Verwertung und Verlusten wie z. B. Knochen lag in Deutschland 2013 nach Angaben des Bundesverbandes der deutschen Fleischindustrie pro Kopf bei 88,2 kg, der Fleischverzehr bei 60,3 kg und ist damit im Vergleich zu den Jahren davor leicht rückläufig. Insgesamt ist der Verbrauch allerdings in den letzten 50 Jahren von ca. 60 kg auf den heutigen Verbrauch um 50% angestiegen, in den letzten 100 Jahren sogar um 100%.

Die umgekehrte Auffassung wird von **Vegetariern** und **Veganern** vertreten und gelebt. Hintergründe sind oft weltanschaulicher oder ethischer Art. Die besondere Achtung des Tieres als Mitgeschöpf, aber auch Umweltschutz, Gesundheit, Verteilungsgerechtigkeit, bestehende und künftige Probleme der Welternährung sowie wohl zu einem kleineren Teil religiöse sind oft genannte Gründe für eine Ernährungseinstellung oder Ernährungsideologie. Der Vegetarierbund (VEBU) geht im Januar 2015 von etwa 7,8 Mio. Vegetariern (ca. 10% der Bevölkerung) und von 900.000 Veganern (1,1% der Bevölkerung) aus. Der erwähnte leicht rückgängige Fleischverbrauch in Deutschland ist auf diese Ernährungsweise, aber auch auf einen bewussteren Fleischkonsum zurückzuführen. Global hat sich nach Angaben des Weltagrarberichts in den vergangenen 50 Jahren die Fleischproduktion von 78 auf 308 Mio. Tonnen pro Jahr mehr als vervierfacht. Bei Anhalten dieses Trends prognostiziert die Food and Agriculture Organization der Vereinten Nationen eine Steigerung bis 2050 auf 455 Mio. Tonnen, was vor allem durch die Annäherung der Schwellenländer an Nordamerika und Europa bedingt ist. Gleichzeitig werden bereits jetzt 30% der Landoberfläche und 70% der landwirtschaftlich genutzten Flächen für die Zucht von Nutztieren verwendet. Etwa 1/3 der Weltackerflächen dient der Erzeugung von Futtermitteln. Ein Großteil des heute genutzten Weidelandes, vor allem in Trockengebieten, ist allerdings zu keiner anderen Nutzung als Weidehaltung geeignet und diese Art der Tierhaltung ist seit Jahrtausenden traditioneller Bestandteil der Landwirtschaft. Nach Angaben des Berliner Instituts für Bevölkerung und Entwicklung ist der in Zukunft zu erwartende zusätzliche Landgewinn zur Ernährung der Weltbevölkerung für Agrarflächen äußerst gering. Selbst wenn die internationale Gemeinschaft die zusätzlichen finanziellen und technischen Mittel zur Landbewässerung zur Verfügung stellt, übersteigt das Bevölkerungswachstum bei weitem den Zugewinn an Land. Gleichzeitig ist der durch Nutztierhaltung produzierte Treibhauseffekt durch Methangas und Stickoxide beachtlich. Das Umwelt-Bundesamt gibt für 2013 an, dass 54% der gesamten Methan-Emissionen und über 77% der Emissionen an Stickoxiden aus der Landwirtschaft kommen. Das entspricht 6,7% der gesamten Treibhausemmissionen des Jahres. Die Landwirtschaft ist damit der zweitgrößte Verursacher von Treibhausgasen in Deutschland.

Natürlich muss auch der gewaltige Kalorienverlust durch Erzeugung von Fleisch, Milch und Eiern über Futtermittel betrachtet werden. Die Umwandlungsrate von pflanzlichen Kalorien in tierische liegt bei 2:1 bei Geflügel, 3:1 bei Schweinen, Zuchtfisch, Milch und Eiern und 7:1 bei Rindern nach Angaben des Weltagrarberichts. Die Organisation schreibt über das sehr ungünstige Verhältnis bei Rindern aber auch, dass natürlich Rinder und Schafe Gras fressen, was sonst keiner anderen Ernährungsgrundlage dienen könnte. Und wer wollte auf die blühenden Wiesen verzichten, die nur existieren, weil sie immer wieder durch Mähen oder Abgrasen zerstört werden, und deren Blumenvielfalt den Lebensraum für viele Insektenarten darstellt. Insgesamt veranschaulichen die Daten aber drastisch die nationalen und globalen Konsequenzen, die sich aus den Ernährungsgewohnheiten ergeben, ganz abgesehen von den noch zu beschreibenden gesundheitlichen Folgen.

13.2   Das Vitaminproblem

Ein völlig anderer Themenkreis bei der Betrachtung unserer Ernährung sind sich wandelnde Entwicklungen, die sich durch Gewinnsteigerungsbemühungen der Ernährungsindustrie und durch wissenschaftliche Halb- oder Fehlinformationen ergeben.

Mehr als 2 Generationen wurden in der Kindheit von ihren Müttern mit Spinat traktiert, weil sich vor ca. 100 Jahren jemand in der Kommastelle (29 mg statt 2,9 mg) vertan hatte – alle hatten es abgeschrieben und über Jahrzehnte weitergegeben. In Wirklichkeit, auch wenn der Eisengehalt gar nicht so schlecht ist, enthält Spinat einen hohen Anteil an Stoffen wie Oxalsäure, welche eher die Resorption von Eisen im Darm hemmt.

Ähnlich ging die Story um die **Vitaminpillen** aus. Jahrelang fanden sich die Präparate in jedem Supermarktregal und nach

Schätzungen nahm mehr als jeder Dritte der Erwachsenen in entwickelten Ländern Vitaminpräparate zu sich. Ein Milliardenmarkt wurde bedient, obwohl in Industriestaaten die Menschen durch die normale Nahrung eher überversorgt sind. Das Ärzteblatt beendete 2009 diesen Vitaminglauben mit der Publikation »Prävention: Das Ende der Hoffnung: Vitamine schützen nicht vor Krebs«. Zitiert werden darin mehrere Studien, die belegen, dass weder die Vitamine C und E noch das Spurenelement Selen das **Krebsrisiko** senken. Im Gegenteil: Für Selen wurde ein tendenzieller Anstieg der **Diabetesrate** gefunden und Vitamin E erhöht das Krebsrisiko, in Kombination beider Präparate sogar verstärkt. Eine weitere Studie fand sogar eine leicht erhöhte Mortalitätsrate für das antioxidative Vitamin. Beta-Carotin, die Vorstufe des Vitamins A, kann hochdosiert das Lungenkrebsrisiko erhöhen. Aus diesen Gründen rät auch das Bundesinstitut für Risikobewertung gesunden Menschen ab, Vitaminpräparate zu schlucken.

13.3 Probiotica

Eine weitere Entwicklung der Lebensmittelindustrie der letzten Jahre sind **Probiotica**. Probiotische Lebensmittel sind mit Mikroorganismen wie z. B. Milchsäurebakterien versetzt und sollen Fehlbesiedelungen des Darms entgegenwirken. Ob sie dies schaffen, hängt in erster Linie davon ab, ob sie das saure Milieu der Magenpassage in nennenswerter Zahl überhaupt überwinden können. Die Überlebensdauer ist bei manchen probiotischen Bakterien sicherlich gering, da sie sich gegenüber der natürlichen Darmflora nur wenige Tage bis Wochen nach Beendigung der Zufuhr durch das Lebensmittel behaupten können. Ursprünglich wurde probiotischer Joghurt angeboten und das Sortiment dann auf Quark, Käse, Wurst und Speiseeis erweitert. Wer sich aber gesund ernähren möchte, kann auch ganz normalen Joghurt (vom Zuckeranteil, auch bei Naturjoghurt, einmal abgesehen) essen und andere Milchprodukte. Sie enthalten neben den traditionellen Milchsäurebakterien noch Kalzium, Vitamin B_{12} und hochwertiges Eiweiß. Auch andere Lebensmittel, die durch Fermentierung hergestellt werden, enthalten probiotisch erwünschte Bakterien auf ganz natürliche Weise, z. B. frisches Sauerkraut und Sauerkrautsaft.

13.4   Genfood

Der schlimmste aktuelle Begriff im Lebensmittelbereich ist aber »**Genfood**«, der Slogan »Genfood – Nein Danke«. Alle Nahrungsmittel sind Genfood. Ob tierische oder pflanzliche Lebensmittel, alle bestehen aus Zellen und alle Zellen enthalten Zellkerne und in ihnen befindet sich die DNA. Wir alle essen also Gene, den ganzen Tag.

Gemeint sind mit dem Begriff natürlich genetisch veränderte Nahrungsmittel oder solche, die mit gentechnisch veränderten Futtermitteln hergestellt werden. Für den normalen Konsumenten, der wenig biologische Vorbildung besitzt, wird damit aber impliziert, dass Gene etwas Giftiges seien, was natürlich Unsinn ist. Auch wurden genetisch veränderte Lebensmittel, egal ob tierischer oder pflanzlicher Herkunft, schon immer hergestellt. Alle Nutztierarten und alle Nutzpflanzen stammen von Wildformen ab, die Bauern selektioniert und kultiviert haben. Die Milchkuh oder das Fleischrind sind wie alle anderen Organismen, die der Lebensmittelproduktion dienen, genetisch weit entfernt von den ursprünglichen Wildformen, genetisch ständig selektioniert auf Milchmenge, Fleischqualität, Zahmheit usw. Nur war dies ein Jahrtausende-dauernder Prozess. Die moderne Gentechnik und auch embryologische Techniken haben es nun in den letzten Jahrzehnten möglich gemacht, genetische Veränderungen sozusagen im Labor in einem wesentlich verkürzten Zeitraum durchzuführen. Der eigentliche Unterschied zur früheren und natürlich auch heute noch angewandten landwirtschaftlichen Selektionszucht besteht darin, dass man bei der konventionellen Zucht, oder bei Pflanzenzüchtung, nur innerhalb der zu verändernden Art Genwirkungen positiv herausselektionieren konnte.

Durch gentechnische Methoden ist es dagegen möglich bestimmte isolierte Gene über alle Gattungs- und Artgrenzen hinweg in den gewünschten Organismus zu transferieren. Dabei ist es vom Prinzip her egal, ob es sich um ein Tier oder eine Pflanze handelt. Vom Ergebnis her gibt es jedoch einen gravierenden Unterschied. Da Tiere sich über Paarung fortpflanzen, werden gentechnisch veränderte Tiere, die unter kontrollierten Bedingungen gezüchtet werden und sich nicht mit Vertretern von Wildpopulationen kreuzen, die genetische Veränderung nur in ihre eigenen Nachkommen weitergeben. Bei Pflanzen kann es zu Samenvermischungen, Querkontaminationen, Pollendrift und lateralem Gentransfer kommen mit dem Risiko einer unkontrollierten Ausbreitung der gentechnischen Veränderung. Grundsätzlich gilt dies natürlich auch für Kulturpflanzen, die konventionell erzeugt wurden. Untersuchungen zeigen, dass die meisten Feldfrüchte noch mit den Wildformen hybridisieren können. Nur werden dann keine fremden Gene übertragen.

Ziel der **grünen Gentechnik** ist es bei Nutzpflanzen vor allem Herbizidresistenzen, Resistenzen gegen Schadinsekten und in geringem Ausmaß Virusresistenzen herbeizuführen oder besondere Inhaltsstoffe zu verändern. Für letzteres ist z. B. die **Anti-Matsch-Tomate** in den 1990er Jahren in die allgemeine Diskussion geraten, bei der ein Gen blockiert war, das den Reifeprozess steuert. Die Tomaten waren dadurch länger haltbar. Wegen Nichtakzeptanz und Ertragsproblemen wurde zwischenzeitlich ihre Produktion eingestellt. Die BASF entwickelte mit der Kartoffelsorte Amflora ein Produkt zur Maximierung der Produktion von Industriestärke. Wegen erheblicher Widerstände wurde deren Weiterentwicklung in Deutschland vor einigen Jahren eingestellt.

Bedeutsamer sind die **Herbizidresistenzen**. Durch sie wird eine Kulturpflanze resistent gegen bestimmte Herbizide, vor allem Glyphosat, die dann auf den Feldern zur Unkrautbekämpfung eingesetzt werden. Dies führt zur erheblichen Ertragssteigerung. Der weltweit erhebliche Einsatz von Glyphosat führte bereits jetzt zu einer Resistenzbildung bei einer ganzen Anzahl von Unkräutern. Es ist das weltweit am häufigsten verwendete Herbizid und wird sowohl kurz vor der Aussaat, aber auch kurz vor der Ernte und nach der Ernte ausgebracht. Die Substanz steht in der Zwischenzeit, entgegen einer kürzlich erfolgten Einschätzung der EU, im Verdacht, wahrscheinlich krebserregend zu sein (WHO 2015). Rückstände finden sich in vielen Lebensmitteln und sind im menschlichen Körper nachweisbar.

Resistenzgene gegen **Schadinsekten** führen dazu, dass Pflanzen eigenständig Gifte gegen bestimmte Schadinsekten bilden. Hier handelt es sich vorwiegend um bestimmte Gene, die sog. Bt-Toxine produzieren. Sie stammen aus dem Bakterium *Bacillus thuringiensis* und aus diesen Bakterien gewinnt man seit Jahrzehnten Pflanzenschutzmittel, was die Ausgangsüberlegung war, statt der Ausbringung der Toxine die Pflanzen durch Gentransfer resistent zu machen.

Neben den beschriebenen Genen zur Herbeiführung von Unkrautresistenz und Insektenvernichtung arbeitet man vor allem an der gentechnischen Veränderung von Nutzpflanzen um **Bakterienresistenzen**, **Pilzresistenzen**, höhere Toleranz zum Anbau in **klimatisch schwierigen Regionen** und **problematischen Anbauflächen** und bessere Erträge zu erzielen. Die kommerziell wichtigsten gentechnisch veränderten Pflanzen sind **Soja**, **Mais**, **Baumwolle** und **Raps**. 2014 wurden auf etwa 82% der weltweiten

Soja-Anbaufläche gentechnisch Glyphosat- und Schadinsekten-resistente Soja-Sorten angepflanzt, vor allem in USA und Südamerika. Das hieraus gewonnene Tierfutter wird weltweit, auch nach Europa, exportiert.

Ein anderer aber teilweise höchst problematischer Ansatz gentechnisch veränderter Pflanzen oder Tiere ist die mögliche Produktion von Medikamenten. Man bezeichnet diesen Bereich als **Plant-** und **Animal-Pharming**, ein Begriff der 1990 geprägt wurde als Zusammenziehung von »Farming« und »Pharmaceuticals« als Sinnbild der Kombination von bäuerlicher Tätigkeit und hochentwickelter Biotechnologie. Auf Animal-Pharming einzugehen liegt außerhalb des hier zu behandelnden Themenbereiches (▶ Abschn. 15.3). Plant-Pharming birgt das nicht zu beherrschende Risiko eines unkontrollierbaren Gentransfers und man kann sich kaum einen sicheren Ort auf der Erde vorstellen, der es vertretbar erscheinen ließe Pharmaka über genetisch veränderte Pflanzen zu produzieren. Wirklich gefährlich würde es auch, wenn man aus Gründen z. B. der Geschmacksverbesserung, des äußeren Erscheinungsbildes, der Haltbarkeit usw. Gene in Pflanzen transferieren würde, deren zum Genuss bestimmte Teile Unverträglichkeits-Reaktionen wie **Allergie** auslösen würden.

Gerade aber die herbizidresistenten und schadinsektenresistenten Pflanzen führen zu dem Konflikt, ob es in Abwägung menschlicher Ernährungssicherheit und Gesundheit besser wäre oder gewesen wäre auf herbizidresistente Pflanzen zu verzichten und statt insektenresistenter Pflanzen Insektizide in großen Mengen auf die Ackerflächen auszubringen. Die Risiken der weltweiten Glyphosat-Ausbringung führen hier zu erheblichen Problemen bei der Nutzen-Schadens-Abwägung. Bei Glyphosat besteht der Konflikt zwischen Ernteerträgen und Bearbeitungsintensität der Felder, also letztlich wirtschaftlichen Interessen und in den letzten Jahren sich verdichtenden Gesundheitsbedenken. Die Ausbringung von Herbiziden wäre ja nicht zwingend. Ein Verzicht auf insektenresistente Pflanzen würde wohl unweigerlich zu einer erheblichen Steigerung der Ausbringung von Insektiziden führen.

Hier wären eine Versachlichung der Diskussion auf einer realen wissenschaftlichen Grundlage und eine vollständige Information der Bevölkerung wünschenswert. Die wegen der Komplexität des Themas verständliche Unwissenheit der Verbraucher wird hier benutzt, um mehr wirtschaftlich und ideologisch als sachlich geprägt bestimmte Interessen mehrheitsfähig zu machen.

Historischer Hintergrund, warum in Deutschland große Skepsis gegenüber Gentechnik herrscht, ist vielleicht die berechtigte Tatsache, dass viele Bürger sich von der Atomlobby hinters Licht geführt sehen, nachdem Tschernobyl und Fukushima belegt haben, dass diese Technologie eben nicht beherrschbar ist, was man uns über Jahrzehnte versucht hat weis zu machen. Dies ist aber in den letzten 30–35 Jahren gerade nicht durch die an der molekularbiologischen bzw. molekulargenetischen Forschung beteiligten Wissenschaftler geschehen. Man hat hier von Seiten der Wissenschaft von Anfang an die möglichen Risiken, die sich z. B. durch die Herstellung gentechnisch veränderter Organismen ergeben könnten, benannt. Bereits seit 1983, als das erste gentechnisch veränderte Tier, eine Labormaus, der man eine DNA-Sequenz eines Gens, das für Wachstum kodiert, ins Genom zusätzlich eingeführt hat, in der überregional hochrenommierten Fachzeitschrift Science publiziert wurde, wurden die ungeheuren Möglichkeiten dieser wissenschaftlichen Entwicklung genauso angesprochen, wie die möglichen Risiken. Es ist daher schwer zu verstehen, warum die Politik sich so verhält, als ob Deutschland eine Gentechnik-freie Zone für die Erzeugung von Lebensmittel bleiben könnte. Der Anteil der genetisch weltweit veränderten Sojaproduktion wurde bereits erwähnt. In Europa wird viel zu wenig pflanzliches Eiweiß für Futtermittel produziert, sodass zwischen 70 und 80% eingeführt werden muss, überwiegend Soja, um den Fleischhunger Europas zu befriedigen. Das entspricht 32–35 Mio. Tonnen oder 63–65 kg pro EU-Bürger jährlich, importiert aus Nord- und Südamerika. »Gentechnisch freie Sojabohnen werden nur noch in einigen Regionen Brasiliens angebaut. Die Europäische Union hat einen Grenzwert von 0,9% für eine Kennzeichnungspflicht eingeführt. Das ist die maximale Menge an gentechnisch veränderten Sojabohnen, die als Verunreinigung in Futtermitteln vorhanden sein darf. Die Logik von 0,9% erschließt sich nur der Politik, es gibt dafür keine wissenschaftliche oder auch nur plausible Begründung. Die Lebensmittelhersteller dürfen dann tierische Produkte mit dem Siegel »ohne Gentechnik« oder »Bio« kennzeichnen, wenn die Tiere zumindest für einen gewissen Zeitraum Futter ohne gentechnisch veränderte Sojabohnen erhalten haben. Noch besser ist natürlich eine Fütterung aus eigener Produktion. Dem Autor erschließt sich allerdings nicht, was sich an Fleisch, Wurst, Milch, Käse oder Eiern ändern soll, egal ob die Tiere so oder so gefüttert wurden. Die so gefürchteten **giftigen Gene für Herbizidresistenz**« sind in allen Produkten nämlich gar nicht drin. Insofern verhält es sich mit dem Genfood so ähnlich wie mit dem berühmten Chlorhühnchen, das immer angeführt wird wenn es um das europäisch-amerikanische Freihandelsabkommen geht. Dieses wird auch nicht nach Europa »fliegen«!

13.5   Superfood und Smoothies

Der zunehmende Wunsch nach gesundheitsbewusster Ernährung und das zunehmende Interesse an Essenskultur überhaupt, haben in allerletzter Zeit vor allem in den westlichen Industrienationen zu neuen Modetrends und Marketingkonzepten geführt.

> Unter dem Modewort **Superfood** versteht man vor allem Lebensmittel, die eine hohe Konzentration an essentiellen mehrfach ungesättigten Fettsäuren (Omega-6 und Omega-3) besitzen, eine hohe Konzentration an Antioxidantien aufweisen oder hohen Flavonoid-Gehalt haben.

Den gesunden Omega-6 und Omega-3-Fettsäuren wird protektive Wirkung für kardiovaskuläre Risiken zugeschrieben, Flavonoide sollen den Blutdruck senken und Antioxidantien freie Radikale abfangen, die durch Tabakkonsum, Alkohol aber auch durch natürlichen Stoffwechsel entstehen. Freie Radikale verursachen Zellschäden und werden für Alterskrankheiten wie Diabetes, Herz-Kreislauf-Erkrankungen und Krebs verantwortlich gemacht.

Zu Superfoods zählen: Heidelbeeren, rote Beete, Sauerkirschen, Avocados, Akai-Beeren, Kakao, Chiasamen, Leinsamen, Sonnenblumenkerne, Kürbiskerne und ölhaltiger Fisch wie Lachs.

Smoothies sind Mixgetränke aus Obst, Blattgrün und Milchprodukten, wobei teilweise die ganze Frucht verarbeitet wird, und bei grünen Smoothies Salate, Blätter und Gemüsepflanzen, Garten- und Wildkräuter. Sie sollen vor allem der Vitaminzufuhr dienen. Es ist zweifelsfrei, dass diese Nahrungsmittel gesundheitsfördernde Wirkungen entfalten. Allerdings sollte man sich bewusst sein, dass viele Befunde sich auf Laborergebnissen beziehen, die an Zellkulturen erhoben wurden oder auf Fütterungsbefunden beruhen, die man an Tiermodellen (z. B. Laborratten) durchgeführt hat, und folglich quantitativ und qualitativ schwer vergleichbar mit unseren täglichen Nahrungsaufnahme-Gewohnheiten sind. Zudem ist die physiologische Wirkung oft nur kurz. Problematisch ist auch die Vermarktung exotischer Samen wie Chia, eine Salbeipflanze aus Mexiko und Guatemala. Der Umsatz stieg nach Angaben des Marktberatungs-Unternehmens IRI Information Resources im deutschen Lebensmitteleinzelhandel von 520 Euro (2013) auf 10,9 Mio. Euro (2015). Dies entspricht einer Steigerung von annähernd 50.000%. Leinsamen also Flachssamen, eine der ältesten Kulturpflanzen der Welt oder heimische Nüsse haben eine ähnliche Fettzusammensetzung an Omega-6 und Omega-3-Fettsäuren und kosten einen Bruchteil. Neue Untersuchungen (2016) von Öko-Test (www.oekotest.de) haben zudem gezeigt, dass exotische Superfoods teils massiv mit Pestiziden, Mineralöl, Blei, Cadmium und weiteren Schadstoffen wie Schimmelpilzen und Enterobakterien belastet sind.

Bei der Betrachtung von Lebensmittel-Trends und -Modeerscheinungen ist es abschließend manchmal auch heilsam, sich daran zu erinnern, dass diese Entwicklungen vorwiegend in den westlichen Ländern mit langen Friedens- und Wohlstandsperioden stattfinden und diskutiert werden, und dass nach Angaben der Welthungerhilfe 800 Mio. Menschen weltweit hungern.

13.6 Die Ernährungsumstellung

Da unser Genom und damit auch die Verwertung von Nahrung an das Paläolithikum angepasst ist und der Mensch vor ca. 10.000 Jahren vom Jäger und Sammler zum Bauern wurde, muss man fragen, was sich seitdem grundlegendes in unserer Ernährung geändert hat. Warum besteht ein Zusammenhang mit vielen chronischen Krankheiten, den sog. »Zivilisationskrankheiten«, der eben vorher nicht existiert hat?

Der Ausgangspunkt war also das Sesshaft werden. So begann der **Getreideanbau** im Fruchtbaren Halbmond (Naher Osten) 10.000 v. Chr., wobei man ursprünglich Getreide grob gemahlen und mit Wasser zu Brei vermischt zu sich nahm. In die gleiche Zeit fällt das Mälzen und damit die Herstellung von **Bier**. **Brot** ist in Ägypten zwischen 2860 und 1500 v. Chr. entstanden und gelangte über Griechenland und das Römische Reich nach Europa. In etwa in die gleiche Zeitspanne wie der Getreideanbau fällt die Domestikation des **Rindes**. Allerdings mag wohl die Milch der Rinder über relativ lange Zeit nur der Aufzucht der Kälber gedient haben. Die Selektion zur Milchkuh dürfte einen sehr langen Zeitraum in Anspruch genommen haben. Die Domestikation des **Huhns** erfolgte 4000 v. Chr. in Indien und Südostasien aus dem Bankiva-Huhn, seine Selektion zum Eierproduzenten ist entsprechend weit jünger. Domestizierter **Reis** entstand 7000 bis 6000 v. Chr. in Südchina und unsere jüngsten Nahrungsmittel **Kartoffeln** stammen aus den Anden Südamerikas, genauso wie **Tomaten**, **Bohnen**, **Paprika** und **Mais**. Das Auftreten der Kartoffel in Europa ist erstmals 1570 in Spanien belegt. **Nudeln** gibt es in Europa seit der griechischen Antike. Die älteste Nudelfabrik Deutschlands entstand 1793. Das **Zuckerrohr** kam mit den Kreuzrittern im 11. Jahrhundert aus dem Nahen Osten nach Mittel- und Nordeuropa und war ein rares Gut, den Königen und Fürsten vorbehalten. Dass die **Zuckerrübe** den gleichen Zucker wie Zuckerrohr enthält, wurde 1747 entdeckt, womit sie zum Konkurrenten des Zuckerrohrs wurde. Die erste Zuckerrübenfabrik entstand 1801 und als tägliches Bedarfsgut hat sich Zucker erst ab 1850 entwickelt.

Dies mag verdeutlichen:

> Ein großer Anteil unserer heutigen Grundnahrungsmittel ist noch sehr jung und hat schlichtweg mit den Ernährungsgrundlagen, nach denen unser Genom aufgebaut ist und wofür unsere Zellen als die umsetzenden chemischen Fabriken konstruiert sind, wenig zu tun.

Nun können über 7 Mrd. Menschen der heutigen Welt nicht jagen und sammeln und das heutige Nahrungsangebot ist Grundlage der gegenwärtigen Welternährung.

13.7   Die Entwicklung des Gehirns

Und doch war es wahrscheinlich die Jagd, die uns zum Menschen machte. Der Beginn der letzten Eiszeit liegt 2,5 Mio. Jahre zurück. Durch Temperaturwechsel waren unsere Vorfahren in der Hominiden-Evolution möglicherweise zur Jagd gezwungen was Einfluss auf die **Gehirnvolumen-Zunahme** hatte. Es mussten nämlich effektive Jagdtechniken entwickelt werden und **Fleischverzehr** war zum Überleben notwendig. Gleichzeitig entwickelte sich eine effektivere Ernährungsweise durch **Braten** und **Kochen** (vor 1,8 Mio. Jahren), was Teile des Verdauungsprozesses durch Aufschluss der Nahrung außerhalb des Körpers verlagerte. Unser Darm verkleinerte sich in den letzten 2 Mio. Jahren, er wurde 900 g leichter als es unser Körpergewicht und die Körpergröße verglichen mit anderen Säugetieren erwarten ließen. Die ersparte Energie hat die Evolution in die Hirnentwicklung investiert. Während Schimpansen und Vorfahren in der Hominiden-Entwicklung, die Australopithezinen, noch ein Hirnvolumen von 450 ccm haben bzw. hatten, besitzt der moderne Mensch 1300 bis 1400 ccm und hat damit ein 9-mal so großes Gehirn, wie andere Säugetiere unserer Größe. Durch diese Größe verbraucht es 20% der Nahrungsenergie, 15% des Sauerstoffs und 40% des Blutzuckers. Diesen Energieaufwand von ungeheurem Ausmaß hat die Evolution nur investiert, weil es offenbar von Vorteil war, indem die Gene so optimaler weitergegeben werden konnten. Vegetarier mögen diesen Schluss verzeihen, er entspricht der gängigen anthropologischen Lehrmeinung:

> Die Entstehung des modernen Menschen wurde durch Fleischkonsum und den Aufschluss der Nahrung durch Braten und Kochen ermöglicht, was eine Darmverkleinerung zuließ.

13.8 Nahrungsbestandteile in der Steinzeit und heute

◼ Tab. 13.1 gibt einen vergleichenden Überblick über die Bestandteile der Nahrung des Steinzeitmenschen aus paläoanthropologischen Untersuchungen und heutigen Empfehlungen.

Bemerkenswert ist, dass die Ernährung im Paläolithikum offenbar einen höheren Proteinanteil hatte, und der Fett- und Kohlenhydratanteil lag eher im unteren Bereich der heutigen Empfehlungen. Moderne Ballaststoffempfehlungen gehen von 25 g pro Tag aus. Ihr Anteil lag in der Vergangenheit durch Wildfrüchte und Gemüse deutlich höher. Der heutige Fettanteil ist durch den Genuss von Milchprodukten, Margarine, Backwaren und teilweise fettem Fleisch höher an ungünstigen gesättigten Fettsäuren und schädlichen Transfettsäuren, die durch industrielle Härtungsverfahren für Pflanzenöl (Backfett und Margarine) in unsere Nahrung gelangen. Besonders wichtig sind die gesünderen ungesättigten Fettsäuren Omega-6 und Omega-3. Hier lag das Verhältnis früher bei 2:1 bis 3:1, heute bei 10:1 bis 15:1. Verantwortlich für die Verschiebung sind die größeren Mengen an Pflanzenöl und bei Tieren die Getreidefütterung, die gegenüber der Weidehaltung zugenommen hat. Sowohl Omega-6- als auch Omega-3-Fettsäuren kann der Mensch nicht selbst produzieren. Die gesunden Omega-3-Fettsäuren sind besonders konzentriert in Fisch. Die **Vitaminzufuhr** war zu Zeiten der Jäger und Sammler kein Problem und ist es auch heute bei ausgewogener Ernährung nicht, zumal viele Lebensmittel vitaminangereichert sind, was aber eher einem Modetrend, als einer Notwendigkeit zugerechnet werden kann. Die Problematik raffinierter Kohlenhydrate wurde bereits in ▶ Kap. 9 angesprochen. Zucker war in der Steinzeit sehr rar, weißes Mehl, geschälter Reis und Kartoffeln nicht vorhanden. Hierdurch nehmen wir viel weniger komplexe langkettige Kohlenhydrate zu uns, wie sie in Obst und Gemüse vorhanden sind. Die Folge ist, dass ein großer Anteil unseres Energiebedarfs durch Zucker und einfache Kohlenhydrate

◼ **Tab. 13.1** Übersicht: Prozentuale Verteilung von Protein, Fett und Kohlenhydraten in der Steinzeit-Diät und heute

	Steinzeitdiät (%)	Empfehlung der Deutschen Gesellschaft für Ernährung %	Europäische Behörde für Lebensmittelsicherheit %
Protein	30–33	15	15
Fett	21	30	20–35
Kohlenhydrate	46	55	45–60

gedeckt wird (ca. 40%), die sehr schnell zu Glukose umgewandelt werden. So empfiehlt die WHO, dass nicht mehr als 5% des Energiebedarfs über Zucker gedeckt werden sollte, was bei einem normalgewichtigen Erwachsenen etwa 25 g/Tag entspricht. Tatsächlich liegt der Verbrauch bei 90 g/Tag, auch durch die »versteckte« Aufnahme über Lebensmittel bzw. Süßgetränke. Ähnlich verhält es sich mit der Kochsalzaufnahme. Evolutionär sind unsere Nieren an eine Aufnahme von bis zu 1 g/Tag adaptiert. Die tägliche durchschnittliche Kochsalzaufnahme in der Gesamtbevölkerung beträgt aber 8–12 g/Tag.

Obwohl die stetige Zunahme der durch Wohlstand bedingten Volkskrankheiten durch viele Studien belegt ist und viele Zusammenhänge von Ernährung und Risikofaktoren pharmakologisch geklärt sind, hat sich trotz intensiver Aufklärung das Ernährungsverhalten der deutschen Bevölkerung und wohl auch der der meisten Industrienationen in den letzten 10 Jahren nicht nachhaltig verändert. Zugegebenermaßen hat auch der Einzelne wenig Einfluss auf die Zusammensetzung unserer designten Lebensmittel, wie das hinlänglich bekannte Beispiel des Zuckers zeigt. Es müsste sich politisch wahrscheinlich sogar länderübergreifend die Idee der Verteuerung ungesunder Lebensmittel durchsetzen, beispielsweise durch die Einführung einer Zucker- und Fettsteuer, was dann gesunde Nahrung automatisch verbilligen würde. Von den zusätzlichen Einnahmen könnte dann das Gesundheitswesen profitieren, womit der volkswirtschaftliche Schaden durch die Folgekosten von Fehlernährung gemildert werden könnte.

Aggression als Teil von uns

Werner Buselmaier

W. Buselmaier, *Der Gen-Kultur-Konflikt*,
DOI 10.1007/978-3-662-49395-3_14, © Springer-Verlag Berlin Heidelberg 2016

Aggression beim Menschen ist das Verhalten, mit Absicht anderen Menschen zu schaden. Sie ist das Ergebnis eines Zusammenwirkens von biologischen, soziokulturellen und psychologischen bzw. psychopathologischen Faktoren. In der Sprache des Genetikers ausgedrückt handelt es sich bei der Aggression um ein **multifaktorielles Merkmal**, also um ein Merkmal, bei dem das Zusammenspiel mehrerer bis vieler Gene und Umweltfaktoren das Erscheinungsbild prägen. In der Erforschung des Phänomens Aggression als Anlage- und Umwelt- oder Nature-nurture-Problem wechselten sich immer wieder verschiedene gesellschaftlich bedingte Strömungen ab. Bis in die 1990er Jahre lag der Schwerpunkt der Forschung mehr auf psychologischen, soziologischen und erziehungswissenschaftlichen Aspekten. Mit dem Erfolg der Molekulargenetik und der Neurowissenschaften trat dann der Einfluss von Genen mehr in den Vordergrund. Dabei kann man sich des Eindrucks nicht erwehren, dass häufig mehr weltanschaulich geprägte als wissenschaftlich fundierte Argumente die Auseinandersetzung prägten.

14.1   Wie sich Aggression evolutionär stabilisiert hat

Aggression ist im Tierreich bis zum Menschen stabil etabliert. Schon diese Tatsache spricht dafür, dass es eine genetische Komponente der Aggression gibt, getreu dem Selektionsprinzip: Was keinen Selektionsvorteil hat, fliegt raus. Bei der Heftigkeit bzw. der Beherrschtheit aggressiver Handlungen vertrat die ältere Generation von Zoologen häufig die Auffassung, dass tierische Aggression eher ritualisiert ist, also mit angezogener Handbremse erfolgt, und nicht mit der Tötung endet. Das ist sicher nur zum Teil richtig und hängt von der beobachteten Art ab, obwohl es für die Mehrzahl der Arten, zumindest der Säugetiere, gilt. Auch gibt es wohl keine Säugetierart, die gleich eine ganze feindliche Gruppe derselben Art tötet. Es ist daher sinnvoll zu fragen, was evolutionsbiologisch die Gründe für Aggression sind. Hier kann man mehrere benennen. Dazu gehören:

- Selbstverteidigung und Rivalität (gleichgeschlechtliche oder sexuelle),
- Kampf um Ressourcen und Machthierachien,
- Verteidigung der eigenen Familie oder Sippe.

Aggression ist also ein Mechanismus der Selbstbehauptung oder auf Ebene der Gene, eine notwendige und sinnvolle Verhaltensweise, um den **Fortbestand der eigenen Gene** zu sichern.

14.2 Forschung am Tiermodell

Auch gibt es Untersuchungen an Versuchstieren, z. B. an verschiedenen Inzuchtstämmen von Labormäusen, die klare Hinweise auf eine genetische Komponente liefern. Ein Inzuchtmäusestamm ist dadurch gekennzeichnet, dass alle Tiere desselben Stammes die gleichen Genvarianten tragen. Verschiedene Inzuchtstämme unterscheiden sich voneinander durch ihre Genvarianten. Jedem Genetiker, der mit solchen Tieren experimentell arbeitet, ist bekannt, dass die verschiedenen Inzuchtstämme sich erheblich in ihrer allgemeinen Aggressivität unterscheiden. Auch wurden Mäuse mit verschiedenen Faktoren aggressiven Verhaltens von einem Ausgangsstamm ausgehend selektiv gezüchtet, wobei es verschiedene Funktionstypen aggressiven Verhaltens gibt, die offenbar unabhängig voneinander vererbt werden, andere, wie durch soziale Isolation (Kaspar-Hauser-Tiere) oder aggressives Beuteverhalten scheinen eine gemeinsame genetische Grundlage zu haben. Auch konnte man bei der Maus zeigen, dass neben genetischen Faktoren Umwelteinflüsse einen modifizierenden Einfluss auf das Aggressionsverhalten zeigen. Dabei hatten frühe Aggressionserfahrungen einen verstärkenden Einfluss. Cross-foster-breeding-Experimente, das bedeutet den jeweiligen Austausch von neugeborenen Tieren eines aggressiven Stammes zu Ammen eines wenig aggressiven und umgekehrt, lieferten dagegen keine eindeutigen Ergebnisse bezüglich des Einflusses der aufziehenden Muttertiere. Darüber hinaus gibt es neuere Tiermodelle bei Labormäusen, bei denen man ein Gen zusätzlich einführen oder ausschalten kann, um diesen Einfluss auf das Aggressionsverhalten zu untersuchen. Hier gibt es vielversprechende Ansätze. Ein wichtiges Kandidatengen ist **MAO-A** (Monoaminoxidase A), welches im Stoffwechsel von Botenstoffen im Gehirn, die die Erregung von Nervenzellen weiterleiten, beteiligt ist. Es stoppt die Verfügbarkeit der Botenstoffe Serotonin, Noradrenalin und Dopamin und ist auf dem Geschlechtschromosom X lokalisiert. I. Seif und Mitarbeiter publizierten 1999 im American Journal of Medical Genetics eine Arbeit, in der sie zeigen konnten, dass die gezielte Ausschaltung dieses Gens bei männlichen Mäusen eine besondere Aggressivität verursacht. Ursache ist wahrscheinlich eine erhöhte Serotoninkonzentration, die aggressives Verhalten auslöst. Ähnliches fand man bei Primaten, wenn die Aktivität dieses Gen herabgesetzt ist. Allerdings wurde die Aggressivität nur verstärkt, wenn diese Tiere während der Kindheit Erlebnisse hatten die Aggression mit einschlossen. (Avshalom Caspi und Mitarbeiter, Science 2002). Auf den Einfluss dieses Gens auf das Verhalten beim Menschen wird weiter unten nochmals eingegangen. Es gibt noch weitere Kandidaten-gene **DAT** (ein Dopamintransporter) und **NOS** (welches freie Radikale NO produziert), die ebenfalls eine Rolle in der Neurotransmitterfunktion spielen und nach experimenteller Ausschaltung in der Maus zur Aggressionserhöhung führen, was aber hier nur ergänzend erwähnt werden soll.

14.3   Forschung beim Menschen

Standardisierte Untersuchungen mit klaren experimentellen Bedingungen wie im Tiermodell sind natürlich beim Menschen nicht möglich. Ein weit verbreiteter Forschungsansatz der Verhaltensgenetik ist hier die Untersuchung von **Zwillingen**. **Eineiige** Zwillinge, die aus einer frühen Teilung einer einzigen Eizelle in der beginnenden Schwangerschaft hervorgegangen sind, sind erbgleich. **Zweieiige** Zwillinge sind dagegen, wie der Name schon sagt, aus zwei gleichzeitig befruchteten Eizellen entstanden. Sie haben, wie normale Geschwister, die Hälfte der Gene gemeinsam. Sind sich eineiige Zwillinge in einem Verhaltensmerkmal ähnlicher als zweieiige Zwillinge, so spricht dies für eine erbliche Komponente bei dem untersuchten Merkmal. Ein zweiter Ansatz der Zwillingsforschung ist die Untersuchung von eineiigen Zwillingen, die getrennt möglichst in unterschiedlichen sozialen Milieus aufgewachsen sind. Da sie erbgleich sind, können dann Unterschiede im Verhalten nur umweltbedingt sein bzw. umgekehrt beweisen gleiche oder ähnliche Verhaltensäußerungen die mehr erbliche Bedingtheit eines Merkmals. Allerdings sind getrennt aufgewachsene Zwillinge, zumal in verschiedenen Milieus, äußerst selten. Folglich sind in der Regel die Stichproben klein und von begrenzter Aussagekraft. Auch ist die Erhebung von Zwillingsdaten ganz allgemein mühevoll, da es in nur sehr wenigen Ländern Zwillingsregister gibt, in denen Zwillingsgeburten erfasst werden. Weiterhin sind die meisten Zwillingsbefunde aus Querschnittsuntersuchungen erhoben, d. h. zu einem bestimmten Zeitpunkt, meist in der Kindheit, wenn die Zwillinge bei den Eltern sind, wird die Untersuchung durchgeführt. Longitudinalstudien, also Untersuchungen über einen längeren Zeitraum, sind selten und belegen in der Regel ein ganz allgemein »Unähnlicher werden« durch Umweltprägung bei eineiigen Zwillingen im Laufe des Lebens. Insofern besteht bei Querschnittsuntersuchungen das Risiko der Überschätzung des genetischen Anteils.

Ein etwas anderer Ansatz sind **Adoptionsstudien**. Verglichen wird die Ähnlichkeit in Persönlichkeitsmerkmalen zwischen Eltern und leiblichen Geschwistern und dem Adoptivkind und zwischen Adoptionseltern und -geschwistern und dem Adoptivkind. Auch hierdurch kann die Erblichkeit eines Merkmals abgeschätzt werden. Bei genetischer Bedingtheit oder Mitbedingtheit zeigen solche Untersuchungen eine höhere Ähnlichkeit des Adoptivkindes mit seinen leiblichen Eltern. Man kann dann aus solchen Studien den Anteil der genetischen und der Umweltfaktoren über den sog. **Heritabilitätskoeffizienten** in % berechnen. Zum Aggressionsverhalten gibt es eine große Anzahl solcher Studien, die allerdings eine große Variabilität in der Art der Erfassung aufweisen. So wird z. B. bei aggressivem Verhalten von Kindern in manchen Studien auf die Aussage von Eltern Bezug genommen, in anderen auf die Aussage von außenstehenden Personen wie Lehrer oder sonstiges Umfeld, um ein Beispiel für die Problematik zu geben. Auch wird häufig antisoziales Verhalten untersucht, was zwar Aggression mit einschließt, aber eben nicht ausschließlich. Zusammenfassend kann man aus Einzelanalysen und Metaanalysen, also solchen, die die Befunde aus vielen verschiedenen Einzelerhebungen versuchen statistisch zusammen zu bewerten, das Resümee ziehen, dass der genetische Effekt der Aggression auf ca. 40–96% eingeschätzt wird, mit der Tendenz zu den höheren Werten.

> Der genetische Einfluss auf die Aggressivität ist also mittel bis hoch, wobei bei einem Teil der Untersuchungen der genetische Einfluss bei Jungen stärker als bei Mädchen ist.

Kommen wir zurück auf die Untersuchungen der Auswirkung von Einzelgenen, wie sie bereits bei den Tierversuchen beschrieben wurden, und betrachten die vorliegenden Daten beim Menschen. Hier steht der Botenstoff **Serotonin** im Gehirn im Fokus vieler wissenschaftlicher Untersuchungen. Eine ganze Reihe von Biokatalysatoren, die Serotonin auf- und abbauen, Serotonintransporter sowie Zellrezeptoren, die Serotoninsignale verarbeiten, werden untersucht. Bei Mäusen wurde bereits ein Gen (MAO-A) erwähnt.

Ausgangspunkt beim Menschen war eine Familie in Nimwegen in Holland, die der Genetiker Hans Brunner näher untersuchte. 1978 suchte eine schwangere Frau mit ihrer Mutter in der dortigen Universitätsklinik Hilfe, wollte auf keinen Fall einen Jungen gebären und suchte nach einem genetischen Test über die Aggressivität des zu erwartenden Kindes. Sie berichtete über Männer mehrerer Generationen in der Familie mit unkontrollierten Gewaltausbrüchen, Brandstiftung, Vergewaltigung und Exhibitionismus und war überzeugt, dass diese Veranlagung vererbt würde. 10 Jahre später kommen sie noch einmal in die Klinik und legen eine Familienchronik vor, die überzeugt. Die Molekulargenetik hatte sich inzwischen weiterentwickelt und der erwähnte Genetiker stellt in mehrjähriger Forschung (Science 1993) fest, dass bei mehreren Männern ein kompletter Mangel des Genproduktes des Gens MAO-A vorliegt, vergleichbar mit der erwähnten späteren Studie von 1999 bei den Mäusen. Die unauffälligen Männer in der Familie waren von dem Gendefekt nicht betroffen, und dass nur Männer betroffen waren, ist erklärbar, weil das betreffende Gen auf dem X-Chromosom lokalisiert ist. Der männliche Genotyp ist durch XY gekennzeichnet, wobei Y das geschlechtsprägende männliche Chromosom ist, und ein Gendefekt auf dem einzigen X-Chromosom phänotypisch immer manifest wird. Frauen haben dagegen 2 X-Chromosomen, wobei ein nichtdefektes X-Chromosom ausreicht, um biochemisch den normalen, nicht betroffenen Zustand herbeizuführen. Man bezeichnet einen solchen Erbgang fachsprachlich als X-chromosomal-rezessiv.

Es existiert auch ein genetisches Syndrom, das **Norrie-Warburg-Syndrom**, bei dem die Patienten keinerlei MAO-A-Aktivität aufweisen. Bei dieser X-chromosomal-rezessiv-vererbten Krankheit liegt ein Verlust des Chromosomensegmentes vor, auf dem sich das Gen befindet. Allerdings sind die Hauptsymptome dieses Syndroms eine schwere Störung der Augenentwicklung mit Blindheit als Folge, eine ausgeprägte Schwerhörigkeit und bei etwa der Hälfte der Betroffenen besteht Intelligenzminderung, sodass es fraglich ist, ob die Verhaltensauffälligkeiten, die auch mit aggressivem Verhalten einhergehen, ein eigenständiges Symptom darstellen oder eine Folge der übrigen Behinderungen sind.

In dem berühmten wissenschaftlichen Journal Science wurde 2004 durch A. Gibbons MAO-A bereits als »warrior gene« als **Krieger-Gen** bezeichnet. Die Interpretation war, dass dieses Gen im Laufe der Evolution einen entscheidenden Überlebensvorteil im Kampf um Beute sicherte. Es hätte einen selektiven Vorteil durch aggressives Auftreten im Überlebenskampf der Jäger und Sammler gehabt, wenn man die niedrige Abbauvariante für Botenstoffe besaß. Der Umweltvorteil hätte diese genetische Variante stabilisiert, die im heutigen Sozialgefüge eher negative Auswirkungen hat.

Beachtenswert ist auch ein italienisches Gerichtsurteil von dem in Nature berichtet wurde. Danach erhielt ein Mörder für die 2007 begangene Tat Strafmilderung mit der Begründung einer genetischen Veranlagung zur Aggressivität. Der Fall wurde damals hoch kontrovers diskutiert und tatsächlich zeigten Nachfolgestudien, die sich mit der MAO-A-Konzentration im Gehirn und nicht ausschließlich mit der Genmutation befassten, genauso wie Untersuchungen, die einen Zusammenhang zwischen Kindesmisshandlungen und Serotonin untersuchten, dagegen eher keinen oder nur geringe Effekte durch die Ausprägung des MAO-Gens.

> Dennoch sind in der Summe der vielen vorläufigen Untersuchungen die Wissenschaftler einig darüber, dass die neurobiologischen Vorgänge bei der Aggression zwar nicht geklärt sind, aber zweifellos eine Beziehung zwischen Serotonin und bestimmten aggressiven Verhaltensweisen besteht.

Auch der Botenstoff **Dopamin** und Rezeptoren des Dopamins scheinen bei der Ausprägung von aggressiven Verhaltensweisen eine Rolle zu spielen. So fanden Forscher um J. Vernaleken von der RWTH Aachen 2012 teilweise im Gegensatz zu Tierversuchen, dass aggressive Reaktionen auf Provokationen in geringerem Maße bei Personen auftraten, die in der Lage sind, den Botenstoff Dopamin im Gehirn in großen Mengen zu synthetisieren. Die Studie zeigt einen klaren Zusammenhang zwischen aggressivem Verhalten und denjenigen Bereichen im Gehirn, in denen Dopamin synthetisiert wird und die das Motivationszentrum beinhalten.

> Zusammengefasst besteht heute in der Wissenschaft Einigkeit darüber, dass Gene eine Schlüsselrolle bei Entwicklung von Verhaltensweisen wie Aggression einnehmen.

Aggression und gewalttätiges Verhalten hängt von der Funktion unterschiedlicher Hirnstrukturen ab und diese werden wiederum von Genen kontrolliert. Man schätzt in den Neurowissenschaften und in der Molekulargenetik den genetischen Anteil der Aggression auf weit über 50%. Gleichzeitig besteht natürlich eine Wechselwirkung zwischen der genetischen Veranlagung und dem individuellen sozialen Umfeld in der Weise, dass eine problematische Umgebung aggressives Verhalten bei genetisch veranlagten Personen verstärkt. Umgekehrt wirkt ein sozial ausgeglichenes Umfeld der Entwicklung von aggressiven Verhaltensweisen entgegen.

Wie eingangs erwähnt handelt es sich bei der Aggression um ein multifaktorielles Merkmal, also um ein Merkmal gesteuert von mehreren bis vielen Genen und Umwelt. Fasst man alle Befunde, die aus Zwillings- und Adoptionsstudien und die aus mehr molekularen und neurobiologischen Untersuchungen, zusammen, so spricht vieles dafür, dass der größere Anteil der genetische ist und man hat klare **Kandidaten-Gene**.

Bereits dies ist ein erheblicher Fortschritt der Wissenschaft und eine weit größere Erkenntnis, als man sie in vielen sonstigen anderen Bereichen des Befindens und Verhaltens bisher erzielen konnte. Natürlich ist die Wissenschaft z. B. bei der Aufklärung von genetischen Erkrankungen, die von einem einzelnen Gen abhängen, deutlich weiter. Hier gibt es aber auch eine klare Ursachen-Wirkungsbeziehung. Dagegen hat man bei der Untersuchung von multifaktoriellen Merkmalen immer das Problem letztlich auf Familienuntersuchungen angewiesen zu sein, bei denen in einer Untersuchung gefundene Gendefekte sich in Follow-up-Studien oft nicht bestätigen lassen. Hierfür gibt es viele Gründe. Oft sind die Studiendesigns nicht vergleichbar, weil die Fragestellungen leicht variieren, weil die Stichprobengrößen unterschiedlich sind, weil die ethnische Zusammensetzung der Probanden zu unterschiedlich ist, die angewandten Methoden sich unterscheiden usw. Auch statistische Metaanalysen, die man sonst oft gerne als übergeordnete Analysemethoden benutzt, um die Ergebnisse aus verschiedenen Untersuchungen zusammenfassend zu bewerten, stoßen hier auf große Probleme. Es besteht aber berechtigte Hoffnung, dass die beteiligten Wissenschaften aufgrund des erheblichen Fortschritts u. a. der kompletten Genomsequenzierung in Zukunft zu noch präziseren Aussagen kommen werden.

Dennoch lässt sich eine Aussage bereits heute formulieren: Es gibt sicherlich nicht das eine Krieger-Gen, wie 2004 publiziert.

> **Es gibt aber archaische Gene in uns, die in Konflikt geraten mit den Erfordernissen einer zivilisierten friedfertigen zukünftigen Welt.**

Da in unserem menschlichen Zusammenleben aggressives Auftreten in menschlich akzeptiertem Kontext auch Durchsetzungsvermögen beinhaltet und die sich Zurückhaltenden, mehr Introvertierten eher auf die Verliererposition rücken und da dieser Prozess alle gesellschaftlichen Gruppen betrifft, ist eine nicht allzu wohlwollende Betrachtung der zukünftigen Aussichten nicht unangebracht. Wir verdanken es der Herkunft und dem Konkurrenzkampf unserer Gene.

Der sequenzierte und digitalisierte Mensch

Werner Buselmaier

W. Buselmaier, *Der Gen-Kultur-Konflikt,*
DOI 10.1007/978-3-662-49395-3_15, © Springer-Verlag Berlin Heidelberg 2016

Im bisherigen Text wurde beginnend mit der evolutionären Entstehungsgeschichte des Menschen und unter Einbeziehung der kulturellen Entwicklung versucht auf dem gegenwärtigen Stand der Wissenschaften zu erklären, mit welchen Problemen unser steinzeitliches Genom heute zu kämpfen hat. Es wurde versucht darzulegen, warum wir kulturbedingt mit anatomischen und physiologischen Problemen belastet sind und welchen Einfluss die kulturelle Entwicklung und die Bevölkerungszunahme mit der dadurch bedingten Ernährungsumstellung auf das Krankheitsgeschehen hatten und haben. Und es wurde der Versuch unternommen, den evolutionsbedingten Einfluss auf unser Verhalten und Befinden in ausgewählten Teilbereichen, die besonderen Einfluss auf unser Handeln haben, zu erklären oder zumindest Erklärungsversuche dafür zu finden. Die beiden letzten Kapitel sollen nun mögliche **Konsequenzen** im Positiven wie im Negativen behandeln, die aus der in dieser Geschwindigkeit nie dagewesenen wissenschaftlichen und technischen Entwicklung und dem daraus bedingten Gesellschaftswandel der letzten 50 Jahre entstanden sind bzw. in nächster Zukunft möglicherweise entstehen werden.

15.1 Der Beginn der humangenetischen Laboratoriumsdiagnostik und die daraus resultierenden Konsequenzen

In den späten 1950er Jahren wurde der Chromosomensatz des Menschen entschlüsselt und es wurde erkannt, dass die Gene des Menschen auf 46 Verpackungseinheiten, den Chromosomen, verteilt sind. 2 davon, nämlich X und Y, sind die geschlechtsbestimmenden. Es dauerte dann nur wenige Jahre, bis man zahlenmäßige Veränderungen als Ursache für bestimmte genetische Syndrome wie das **Down-Syndrom** (Trisomie 21) entdeckt hatte. Die **genetische Beratung** von Familien beschränkte sich bis dahin eher auf Einzelfälle und war eine Abschätzung von Risiken auf der Basis von Mendel'schen Regeln oder auf der Grundlage empirischer Risiken bei multifaktoriellen Erkrankungen. Mit Beginn der 1970er Jahre entstand die **Ultraschalldiagnostik** und die **Chromosomenanalyse** war technisch verfeinert. Durch die Kombination dieser beiden Techniken konnte die **vorgeburtliche Diagnostik** entwickelt werden und man konnte durch Untersuchung des ungeborenen Kindes auf schwere genetische Defekte betroffene Familien von der Angst der schicksalhaften Geburt eines schwer geschädigten Kindes befreien.

> Hierdurch wurde vielen Paaren zu einem Kind verholfen, die sonst entweder aus Altersgründen (die Geburt von Kindern mit der Trisomie eines Chromosoms steigt mit zunehmendem Alter der Mutter an) oder wegen des Risikos der Geburt eines Kindes mit einem schweren Gendefekt auf Kinder verzichtet hätten.

Weltweit entwickelten sich zuerst vorwiegend in humangenetischen Instituten und später in Praxen der Laboratoriumsdiagnostik genetische Beratungsstellen, die in Zusammenarbeit mit Frauenkliniken diese medizinische Leistung anboten. Die vorgeburtliche Diagnostik erlaubt aber nicht nur die Diagnose eines schwer geschädigten Kindes, sondern auch die Feststellung des Geschlechts. Zur Verhinderung der Schwangerschaftsunterbrechung, vor allem von Schwangerschaften bei denen die Geburt eines Mädchens erwartet wurde, teilte man den künftigen Eltern in Deutschland das Geschlecht des Kindes in der Regel nicht mit.

In anderen Ländern, vor allem in Asien, wurde aber für die Möglichkeit der vorgeburtlichen Geschlechtsbestimmung ganz offen zum Teil durch Plakatwerbung geworben, was zur massenhaften Abtreibung von weiblichen Föten führte und auch heute noch führt. Der Grund hierfür ist kulturbedingt, z. B. durch die Belastung von Eltern bei der Verheiratung der Tochter durch geforderte Mitgift, die Altersversorgung, die mehr durch männlichen Nachwuchs in Ländern ohne Rentenabsicherung gegeben ist, oder die Ein-Kind-Politik, wie sie bis vor kurzem in China konsequent betrieben wurde und erst am 29.10.2015 durch die Erlaubnis, 2 Kinder zu haben, abgeschafft wurde. Umfragen in den späten 1970er Jahren unter Ärzten offenbarten aber auch, dass man in manchen westlichen Staaten – nicht in Deutschland – wenig ethische Bedenken hatte, die vorgeburtliche Diagnostik zum **Sexen** einzusetzen.

Erwähnenswert ist die Frage, warum man nie in Erwägung gezogen hat die Karyotypisierung, also die Darstellung des Chromosomensatzes, in das **Neugeborenen-Screening** mit einzubeziehen. Vom technischen Aufwand und von der Kostenseite her wäre dies sicher machbar gewesen, zumal die Darstellung der nach einer internationalen Nomenklatur geordneten Chromosomen zu einem leicht auswertbaren sog. Karyogramm, also einem geordneten Chromosomen-Bild, rechnerunterstützt Routine geworden ist. Auch eine geringe Menge Blut als Ausgangsmaterial, z. B. aus der Fingerbeere, ist Routine. Diese muss man sowieso entnehmen, weil andere Screening-Verfahren nach der Geburt dies erfordern, wie der Routinetest auf die Stoffwechselerkrankung **Phenylketonurie**, der bei allen Neugeborenen durchgeführt wird. Diese Stoffwechselkrankheit tritt nur bei jedem zehntausendsten Neugeborenen auf.

Chromosomenveränderungen zahlenmäßiger oder struktureller Natur treten dagegen bei 0,5% der Neugeboren auf und unter ihnen ist kein geringer Teil solcher Veränderungen, die man nicht sofort nach morphologischen Kriterien erkennt. Es sind dies vor allem zahlenmäßige Veränderungen der Chromosomen X und Y, wobei entweder ein X- oder Y-Chromosom zu viel vorhanden, nur ein X-Chromosom alleine da sein kann oder in sehr seltenen Fällen auch mehrere X-Chromosomen neben 1 oder 2 Y-Chromosomen. Auch balancierte Chromosomenumbauten wären so direkt nach der Geburt erkennbar, also solche, bei denen zwar das gesamte Genmaterial vorhanden ist, aber durch Bruch- und Reunionsereignisse Chromosomenteile umgelagert wurden. Die zahlenmäßigen Veränderungen werden heute sehr spät, nämlich erst entweder bei der ausbleibenden typischen Pubertätsentwicklung, bei der Abklärung von Minderwuchs oder unerfülltem Kinderwunsch im Erwachsenenalter entdeckt. Andere, wie das **XXX-Syndrom** oder das **XYY-Syndrom**, werden unter Umständen lebenslang nicht entdeckt, können aber im ersten Falle bei einem Teil der Patientinnen zu Sprachstörungen, leichten motorischen Ungeschicklichkeiten und Anpassungsschwierigkeiten führen. XYY-Männer können Verhaltensauffälligkeiten wie Depression, Aggression und Anpassungsschwierigkeiten zeigen und die Entwicklung hängt sehr vom sozialen Hintergrund ab. Balancierte Chromosomenumbauten können bei Kinderwunsch zu einer erhöhten Abortrate oder zu Kindern führen, bei denen der Chromosomensatz dann unbalanciert ist. Dies ist z. B. bei etwa 4% der Trisomie-21-Fälle die Ursache für die Entstehung des Down-Syndroms.

Warum hat man also die Karyotypisierung aller Neugeborenen trotz einer ganzen Reihe von Vorteilen ernsthaft nie in Betracht gezogen? Der Grund liegt darin, dass man den betroffenen Kindern eine unbeschwerte Kindheits- und Jugendentwicklung bieten möchte, bei der die psychosoziale Entwicklung nicht gestört wird, und dieses Gut ist sicher höher einzuschätzen als die damit erkauften Nachteile. Auch soll, wenn auch nur am Rande, der richtige pädagogische Ansatz hervorgehoben werden, dass man heute Kindern mit genetisch und nicht genetisch bedingten Behinderungen soweit als möglich die Inklusion in normale Klassen anbietet, was für die psychosoziale und intellektuelle Entwicklung der Kinder förderlich ist und bei den nicht behinderten Kindern die soziale Akzeptanz fördert. Dies ist erst seit kurzem erreicht und mancher ältere Humangenetiker wird sich erinnern, welche verzweifelten

Kämpfe Eltern vor allem mit Down-Syndrom-Kindern früher erfolglos gekämpft haben, um genau dieses zu erreichen. Wir werden später sehen, und deshalb wurde das Thema der Chromosomenanalyse hier behandelt, dass moderne kommerzielle molekulargenetische Laboratoriumsbetriebe vor allem im Ausland solchen ethischen Standards nicht immer genügen.

Der Vollständigkeit halber sollte erwähnt werden, dass in diesem Abschnitt nur Teilaspekte wegen ihrer ethischen Bedeutung aus der medizinischen Teildisziplin Humangenetik herausgegriffen wurden. Gerade die klinische Humangenetik hat sich durch die Einführung revolutionärer molekularzytogenetischer und molekularbiologischer Techniken zu einer der führenden Disziplinen der Medizin entwickelt.

15.2 Moderne humangenetische Untersuchungsmethoden des Genoms und die Gefahren kommerziell orientierter Anwendung

Am 01. Oktober 1990 war der Start des **Human-Genom-Projektes** (HUGO), des wohl bisher ehrgeizigsten wissenschaftlichen internationalen Großprojekts der Menschheitsgeschichte zur **Sequenzierung des gesamten menschlichen Genoms**. Die Genom-Sequenz von 99,99% des gesamten menschlichen Genoms mit 3,1 Mrd. Bausteinen wurde dann zum 50. Jahrestag der Entdeckung des molekularen Aufbaus der Erbsubstanz am 14. April 2003 bekanntgegeben und seit 2009 kennt man relativ genau die Anzahl der menschlichen Gene (▶ Kap. 5). Mit Beginn dieses Projektes begann auch die ethische Diskussion über den »**gläsernen Menschen**«. Man hatte damals große Bedenken, dass es eines Tages möglich sein würde individualisierte Genome zu entschlüsseln und befürchtete erhebliche Nachteile für die einzelne Person, sowohl bei der Krankenversicherung, als auch bei der freien Berufswahl bzw. bei Anstellungsverträgen. Die Gegner des Projektes argumentierten damals mit Beispielen wie: Die amerikanische Armee erkannte, dass amerikanische Farbige, die das **Sichelzellgen** (▶ Abschn. 11.1) tragen, bei großen körperlichen Belastungen, wie sie in der Armee vorkommen, ein höheres Risiko für Durchblutungsstörungen haben, was zur Berufsunfähigkeit führen kann. Deshalb testete man auf diesen genetischen Defekt und schloss Genträger von der Aufnahme in die Armee aus. Dies war zur damaligen Zeit eine klare Diskriminierung des Teils der amerikanischen Bevölkerung, der sowieso wegen der Hautfarbe geringere Chancen für einen beruflichen Aufstieg hatte. Befürworter führten ins Feld, dass die phänotypische Genomanalyse längst existiert und auch große Vorteile habe. So waren **Rot-Grün-Blinde** schon immer von der Möglichkeit ausgeschlossen Lokomotivführer zu werden, da ihnen die Signalerkennung nachts nicht möglich ist. Betroffene von **Mukoviszidose** (einer angeborenen Stoffwechselerkrankung, bei der Körpersekrete viel zäher als üblich sind, was u. a. zu Atemproblemen und häufigen Lungenentzündungen führt) würde man bereits in Berufen unterbringen, bei denen keine belastete Atemluft herrscht. Raucher, die eine Genvariante tragen, die ein erhöhtes Risiko für **Lungenkrebs** bedeutet, können sich in der Zukunft auf dieses Risiko einstellen und von vorneherein auf das Rauchen verzichten.

Auch gab es schon damals Screening-Programme für bestimmte Bevölkerungsgruppen, bei denen eine hohe Frequenz für eine schwere genetisch bedingte Krankheit vorlag oder auch heute noch vorliegt. So hat man in der aschkenasisch-jüdischen Bevölkerung der Vereinigten Staaten die Paare identifiziert, die gesunde Träger eines Gens für die **Tay-Sachs-Krankheit** sind und deren Kinder ein 25%iges Risiko haben reinerbig zu werden und an dieser schweren degenerativen Nervenkrankheit zu erkranken. Die pränatale Diagnose hat dann die Geburt vieler betroffener Kinder verhindert. Das wohl bekannteste Screening-Programm, das seit 1976 durchgeführt wird, ist das für Träger des **Thalassämie-Gens**. Das Gen für dieses Blutleiden ist häufig in den Mittelmeerländern Malta, Sardinien, Griechenland, Türkei, Zypern, Israel und Iran wegen der früher dort verbreiteten Malaria. Heterozygote gesunde Genträger, also solche, die das Gen in nur einfacher Ausführung besaßen, hatten einen Selektionsvorteil, weil sie einen größeren Infektionsschutz hatten. 25% ihrer Kinder tragen das Gen jedoch reinerbig, also eine Kopie vom Vater und eine von der Mutter, und haben Wachstumsstörungen, eine stark vergrößerte Milz und Leber, innere Organschäden und Knochenfehlbildungen sowie eine schwere Anämie. In Zypern führte man ein Screening-Programm ein, um heiratswillige Paare zu testen, und seit 1979 die Pränataldiagnostik. Das reduzierte die Thalassämie-Fälle von ursprünglich ca. 70 pro Jahr auf Einzelfälle. Die Kirche verlangt obligat ein Screening-Zertifikat zur Trauung und da praktisch alle griechischen Zyprioten sich kirchlich trauen lassen, ist die Blutuntersuchung ein indirekter Zwang. Das öffentliche Gesundheitssystem wurde so vor dem Kollaps bewahrt.

15.2.1 **Die medizinischen Konsequenzen des Human-Genom-Projektes**

Die wissenschaftliche und medizinische Bedeutung des Projektes ist erheblich. Es stellt den größten biologisch-medizinischen Wissensgewinn in der bisherigen Menschheitsgeschichte dar. Die ursprüngliche 2001 und 2003 publizierte und über öffentliche Datenbanken zugängliche Version der Erbsubstanz eines »**Mustermenschen**« besteht aus einem kaum vorstellbar langen Buchstabentext von Erbbausteinen. Er würde 3.000 Bücher füllen à 1.000 Seiten mit jeweils 1.000 Buchstaben pro Seite. Geleistet wurde dieses Projekt von dem in HUGO zusammengefassten Wissenschaftlerkonsortium gemeinsam mit der von Craig Venter gegründeten Firma Celera Genetics. Diese Bibliothek des menschlichen Genoms bildet in der Zwischenzeit die Grundlage zur detailgenauen Analyse vieler menschlicher genetischer Erkrankungen. Dabei kennt man die genaue chromosomale Lage sehr vieler Gene sowie deren Sequenz. Mutationsbedingte Abweichungen von diesen Sequenzen liefern exakte medizinische Diagnosen und sind heute die Grundlage von genetischer Beratung und prä- und postnataler genetischer Diagnostik.

Ein in ▶ Kap. 6 bereits erwähntes Folgeprojekt, das 1.000-Genome-Projekt, hat nach Sequenzierung von 2.504 Einzelpersonen einen detaillierten Katalog genetischer Variationen der Menschen erstellt. Von den 88 Mio. aufgefundener Variationen betreffen 85 Mio. nur einen einzigen Baustein. Man bezeichnet diese ganz kleinen Veränderungen als »**single nucleotid polymorphisms** (SNPs): ausgesprochen (Snipps). Sie liefern Hinweise auf die Ursache vieler Krankheiten und sind der Ansatzpunkt zur Entwicklung einer individualisierten Medizin, mit der man sich sicher ist, in Zukunft die Wirksamkeit und Verträglichkeit von Medikamenten bei Einzelpersonen besser steuern zu können.

In der Zwischenzeit wurde das Krebs-Genom-Projekt gestartet (▶ Abschn. 15.3). Es identifiziert genetische Veränderungen in Tumoren mit dem Ziel einer verbesserten Diagnose und Therapie von Krebserkrankungen. Hierzu soll das Erbgut von 25.000 Gewebeproben aus Tumoren untersucht werden.

15.2.2 **Die gegenwärtige Entwicklung und zeitweise Fehlentwicklung in Richtung Konsumgenetik**

2005 gründete der Harvard-Professor George Church das **Personal-Genome-Projekt** mit dem langfristigen Ziel, allen Menschen

Zugang zur Sequenzierung ihres eigenen Genoms zu verschaffen. Hierzu werden weltweit 100.000 Freiwillige gesucht, deren Genom kostenlos sequenziert wird. Die Genomsequenzen sollen dann mit Namen und Bild, also nicht anonymisiert, ins Internet gestellt werden, inklusive Patientenakten und Krankheitsgeschichten. Ein Ziel des Projektes ist auch die Untersuchung von Risiken für die beteiligten Personen, z. B. Auswirkungen auf Versicherungen oder Arbeitgeber, falls Genome Prädispositionen für gewisse Gesundheitsrisiken aufweisen. Die Einzelheiten sind der Internetseite www.personalgenomes.org zu entnehmen. Eine Pilotstudie wurde bereits veröffentlicht.

Es ist die übereinstimmende Meinung aller Gremien in Deutschland, dass die Analyse genetischer Daten immer von einem entsprechenden Arzt, im Regelfall einem Facharzt für Humangenetik initiiert und Probanden beratend begleitet werden sollen. Das heißt im Klartext: Keine genetische Befunderhebung ohne ausführliche genetische Beratung in dafür ausgewiesenen Arztpraxen und Humangenetischen Instituten.

> ❯ **Gentests, die etwa über das Internet direkt Kunden angeboten werden, sind gesetzlich verboten.**

Nur ein Arzt darf entsprechende molekularbiologische Analysen veranlassen. Dabei ist die genaue Differenzierung und Zuordnung der phänischen Merkmale (also der Eigenschaften, die äußerlich erkennbar sind) oder Fehlbildungen zu einem bestimmten Krankheitsbild sowie die prä- und postnatale und prädikative Diagnostik Gegenstand der genetischen Beratung. Dies kann auch die exakte molekularbiologische Abklärung auf DNA-Ebene beinhalten. Aktuelle Kenntnisse über diese Methoden sowie die Interpretation der Untersuchungsergebnisse sind wichtige Voraussetzungen für ein genetisches Beratungsgespräch. Dabei ist das Ziel der Beratung, dass der Ratsuchende nach einer ausführlichen Information auf der Basis vollständiger und aktueller Kenntnisse über die medizinischen und biologischen Fakten für sich eine Entscheidung trifft. Der Berufsverband Medizinische Genetik e. V. hat hierzu entsprechende Richtlinien herausgegeben (www.bvdh.de).

Ab 2006 glaubten viele Biotechnik-Firmen hier plötzlich einen neuen Markt entdeckt zu haben und boten genetische Analysen für private Kunden über das Internet an. An die Einbeziehung eines Arztes war nicht gedacht. Vor allem drei Firmen, **23 and Me** (gemeint sind 23 Chromosomen und ich), **Navigenetics** beide USA und **deCODEme** aus Island begannen einen internationalen Markt zu erschließen und erhofften sich lukrative Gewinne. Grundlage war, dass durch zunehmende Automatisation die Identifizierung genetischer Marker, seien es die erwähnten SNPs, Gensequenzen oder die Sequenzierung ganzer Genome, immer billiger werden. Und tatsächlich wird es in sehr naher Zukunft möglich sein, das gesamte eigene Genom binnen weniger Stunden vollautomatisch zu sequenzieren für einen Preis von wahrscheinlich weniger als 1.000 €. Man konnte über das Internet ein Testkit erwerben und eine Speichelprobe an die Firmen schicken. Die Probe wurde dann bezüglich der erwähnten SNP-Marker untersucht und die Ergebnisse auf den Online-Portalen zur Verfügung gestellt, verbunden mit einer automatisierten Auswertung, welche persönliche Krankheitsrisiken, z. B. bei 23 and me, für zuletzt 237 genetisch bedingte Krankheiten und 99 weitere Veranlagungen grob abschätzte. Hierunter waren beispielsweise die **Alzheimer-Erkrankung, Parkinson, Sklerose, Asthma, Diabetes, Gicht, Herz-Kreislauf-Erkrankungen**, verschiedene **Krebsarten** aber auch **männlicher Haarausfall** usw. nach Analyse von 500.000–1 Mio. SNPs. Dabei wurde die Risikoerhöhung oder Erniedrigung zum Bevölkerungsdurchschnitt in % angegeben. Der Preis hierfür senkte sich im Laufe der Jahre bei 23 and me von 999 $ auf 99 $. Alles war also nicht schwieriger als ein ganz gewöhnlicher Interneteinkauf und eine ¾ Mio. Kunden aus 50 Ländern, darunter auch Deutsche und Österreicher, nahmen das Angebot wahr.

Die Kritik an diesen Firmen war immer die, dass hier ohne ärztliche Beratung Erkrankungsrisiken und daraus folgende mögliche Schicksalsverläufe abgeschätzt wurden, die bisher nur das Leben selbst uns erfahren lies, was zu schweren seelischen Belastungszuständen führen kann, und das oft Jahrzehnte vor dem möglichen Ausbruch einer Erkrankung. Auch wurde nur die genetische Disposition benannt, ohne die Lebensumstände zu berücksichtigen, die erheblichen Einfluss auf ein mögliches Krankheitsgeschehen haben können, worauf allerdings teilweise hingewiesen wurde. Außerdem überfordert die einfache Mitteilung solcher Daten den allgemeinen Bildungsstand, da man weder von der allgemeinen Bevölkerung noch vom sog. Bildungsbürgertum ohne weiteres erwarten kann, dass bekannt ist, was ein Gen ist, wo Gene sich befinden, wie ihre Information umgesetzt wird, wie Genetik und Umwelt interagieren usw. Ein anderer Kritikpunkt war die Weitergabe dieser Daten über das Netz und die damit verbundenen Missbrauchsmöglichkeiten. Immerhin sind die genetischen Daten mit das Intimste, das jeder von uns besitzt, sozusagen das eigene Betriebssystem, um es in der PC-Sprache auszudrücken. Außerdem war mit dem Auftrag normalerweise die Genehmigung verbunden, persönliche Daten für die Forschung freizugeben.

Tatsächlich hat sich von den erwähnten Firmen nur eine am Markt gehalten, nämlich 23 and me. Es war damit schlicht nicht genügend Geld zu verdienen und die amerikanische Gesundheitsbehörde FDA hat nach jahrelangen Forderungen eines Nachweises, dass die Gentests den hohen Anforderungen an GesundheitsProdukte genügen, den Geschäftsbereich bei 23 and me schließlich verboten, nachdem die Firma diesen nicht erbringen konnte oder wollte. Die Firma bietet allerdings weiterhin die genetischen Rohdaten unkommentiert an und außerdem Analysen zur genetischen Abstammung.

Doch kommen wir nach den vom Endergebnis her glücklich verlaufenen Entwicklungen der jüngsten Vergangenheit, dass die Interpretation von Gentests wieder in den Bereich der Medizin verlegt wurde, auf die Beschreibung der heutigen über das Internet angebotenen Dienstleistungen. Dabei kann man folgende Leistungen unterscheiden:

- Ethnische Herkunftsuntersuchungen und genetische Ahnenforschung durch mitochondriale oder Y-chromosomale DNA
- Vaterschaftstests durch kurze DNA-Wiederholungssequenzen
- Partnervermittlung durch Vergleich von Genen des Immunsystems
- Ernährungsberatung durch DNA-Analyse

Für ethnische Herkunftsuntersuchungen werden große Datenbanken herangezogen mit mitochondrialer DNA (► Abschn. 2.3) und Y-chromosomaler DNA. Diese repräsentieren alle einerseits alle Matrilinien weltweit, da mitochondriale DNA nur über die Mütter vererbt wird. Das Y-Chromosom wird andererseits nur über die väterliche Linie vererbt. Durch Vergleich eines normalerweise ungefähr 400 Erbbausteine langen mitochondrialen DNA-Fragments mit den weltweiten Matrilinien oder den Vergleich von etwa 15–20 Y-chromosomalen Markern mit der Y-chromosomalen DNA-Bank lässt sich die geographische Herkunft der Vorfahren bestimmen.

Auf die rechtlichen Grundlagen zur Vaterschaftsfeststellung soll an dieser Stelle nicht eingegangen werden. Es sind hier die gesetzlichen Vorgaben der jeweiligen Länder zu beachten. Für die biologische Feststellung der Vaterschaft werden kurze DNA-Wiederholungssequenzen herangezogen. Man bezeichnet sie als **Short Tandem Repeats** (STR). Sie bestehen jeweils aus kurzen Wiederholungen von Erbbausteinen, wobei die Anzahl der Wiederholungen variabel ist. Diese Variabilität wird vererbt und ist von Mensch zu Mensch unterschiedlich. Die Anzahl der zu untersuchenden

Einheiten von Wiederholungssequenzen ist in Deutschland durch die Gendiagnostik-Kommission festgelegt und beträgt bei DNA-Proben von Vater, Mutter und Kind mindestens 15. Liegen nur DNA-Proben von Vater und Kind vor, gelten erweiterte Vorgaben. Gleichzeitig ist vorgeschrieben, dass die Wiederholungssequenzen nicht gekoppelt vererbt werden, sie dürfen also nicht auf Chromosomensegmenten liegen, die als Einheit auf die nächste Generation weitergegeben werden.

Bei der Genpartnervermittlung (siehe www.genpartner.com) werden spezifische Gene des Immunsystems auf DNA-Ebene untersucht. Die Grundlage hierfür bildet eine Untersuchung von Claus Wedekind 1995 von der Universität Bern, welche nach ersten Untersuchungen an Mäusen beschreibt, dass sich Partner umso stärker anziehen, je unterschiedlicher ihr Immunsystem ist. Grundlage für diese Aussage waren getragene männliche T-Shirts, welche weibliche Testpersonen einer Geruchsprobe unterzogen, und danach ein Sympathie-Ranking vornahmen. Dabei stellte sich heraus, dass Frauen T-Shirts von Männern bevorzugten, deren **HLA-Moleküle** (das sind die Moleküle des Immunsystems) sich am stärksten von ihren eigenen unterschieden. Erklärt wurden diese Befunde damit, dass hierdurch biologische Diversität als positiver Evolutionsfaktor selektiert wird (ein Mischerbigen-Vorteil, den man seit Jahrzehnten vor allem aus der Pflanzengenetik kennt), über verbesserte Abwehrfaktoren von Infektionskrankheiten. Es werden letztlich also bestimmte Kombinationen von HLA-Varianten ermittelt, die besonders günstig für eine positive Partnerschaftsbeziehung sein sollen.

Die deutsche Firma CoGAP (siehe www.cogap.de) bietet auf der Basis einer DNA-Typisierung eine **genetische Stoffwechselanalyse** an. Hieraus werden, wie die Firma auf ihrer Internetseite erläutert, vier verschiedene Meta-Typen ermittelt. Jeder dieser Meta-Typen soll die Hauptbestandteile der Nahrung (Kohlenhydrate, Proteine und Fette) unterschiedlich verarbeiten. Hierauf basierend wird dann für jeden eine **Gen-Diät** entwickelt. Weiter wird beschrieben, dass für jeden dieser Meta-Typen eine von zwei Sportarten existiere, nämlich Ausdauer und Schnelligkeit. Diese rufen dann, abhängig von der Art der sportlichen Aktivität, einen besonders effektiven Kalorienverbrauch während des Sports hervor. Die Befunde sollen dazu beitragen, die Gesundheit zu verbessern. Die Dienste werden über Berater abgewickelt, die entsprechende Speichelproben entgegennehmen, und nach Analyse der DNA die Kunden bezüglich Trainings- und Ernährungsempfehlung beraten. Eine Bewertung dieses Angebots kann und soll nicht Gegenstand dieser Beschreibung sein.

15.3   Überlegungen zur Entwicklung der Zukunft

Die Biomedizin hat sich ohne Zweifel durch das Human-Genom-Projekt und seine Folgeprojekte zur führenden Natur- bzw. Medizinwissenschaft der ersten Jahrzehnte dieses Jahrhundert entwickelt. Eine ganz wesentliche Erkenntnis ist, dass die genetische Variation zwischen verschiedenen ethnischen Gruppen der Menschheit geringer ist als innerhalb jeder Gruppe. Genetisch sind alle Menschen zu 99,9% gleich. Unterschiede in Merkmalen wie Hautfarbe, Blutgruppenverteilung u. a. sind nichts als Notwendigkeiten der Anpassung an extrem unterschiedliche Umweltbedingungen.

> Sie betreffen nur eine kleine Untergruppe von Genen, bei denen die Empfindlichkeit gegenüber Umweltfaktoren Veränderungen bewirkt.

Leider ist es immer noch notwendig dies zu betonen und heute gerade wieder und so lange, bis alle geistigen Verwirrungen dieser Art mit ihren schrecklichen Auswirkungen endlich der Vergangenheit angehören. Es wäre zu hoffen, dass Religionen eine ähnliche Entwicklung nähmen, vielleicht nur ein frommer Wunsch, die Leser mögen es verzeihen, weil er nicht Gegenstand einer naturwissenschaftlichen Betrachtung ist.

Und noch eine Vorbemerkung sei erlaubt. Alle humanitären Ideen des Menschen werden immer wieder durch Aggression zunichtegemacht, sei sie ethnisch, religiös oder wirtschaftlich bzw. Kapital motiviert. Es beherrschen uns unsere steinzeitlichen Gene (▶ Kap. 14), durch alle Kulturen hindurch bis heute. Nach Angaben der Pharmazeutischen Zeitung online 3/2014 wurden im Jahr 2014 weltweit für **biomedizinische Forschung** 240 Milliarden US-Dollar ausgegeben. Der Wert dürfte sich 2015/16 nicht wesentlich geändert haben. Die **Militärausgaben** weltweit beziffern sich dagegen nach einer Schätzung des Stockholmer Internationalen Friedensforschungs-Instituts (www.sipri.org/) auf 1676 Milliarden US-Dollar 2015.

Auch profitiert nur ein Teil der Menschheit vom medizinischen Fortschritt, wie uns beispielsweise der **Ebola-Ausbruch** in jüngster Zeit vor Augen geführt hat. Wäre es eine Erkrankung der sogenannten zivilisierten Nationen, wir hätten längst einen Impfstoff gehabt. Mit armen Populationen kann man eben keine Gewinne generieren und die Forschung wurde erst dann angekurbelt, als die Infektion drohte auf uns selbst überzuspringen. Der Gedanke von **Gen-Egoismus** liegt nahe. Die Wissenschaft selbst hat nur begrenzten Einfluss auf solche globalen Faktoren.

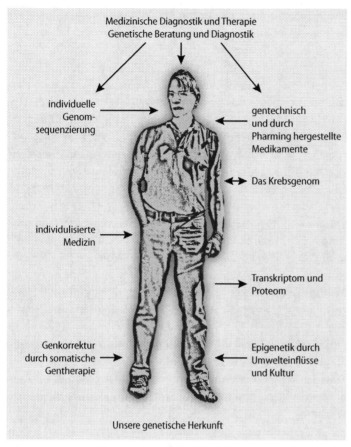

Medizinische Diagnostik und Therapie
Genetische Beratung und Diagnostik

individuelle
Genom-
sequenzierung

gentechnisch
und durch
Pharming hergestellte
Medikamente

Das Krebsgenom

individulisierte
Medizin

Transkriptom und
Proteom

Genkorrektur
durch somatische
Gentherapie

Epigenetik durch
Umwelteinflüsse
und Kultur

Unsere genetische Herkunft

◘ Abb. 15.1 Genetisch orientierte Forschung und ihre Anwendung beim Menschen.
(Bild Sigrid Göhner-Buselmaier)

Betrachtet man die genetische Forschung der letzten 35 Jahre über den Bereich der bisherigen sehr erfolgreichen humangenetischen Beratung und molekularen Diagnostik hinausblickend, so lassen sich verschiedene Schwerpunkte setzen mit unterschiedlichen Perspektiven für die Zukunft (◘ Abb. 15.1).

Es sind dies:

- Genetische Herstellung von Arzneimitteln
- Pflanzen- und Tierpharming
- Somatische Gentherapie
- Die Erforschung des Krebsgenoms
- Die Erforschung der genetischen Grundlagen von Volkskrankheiten und Epigenetik
- Die Erforschung des Transkriptoms und des Proteoms
- Die individualisierte Medizin und die Frage der Genomsequenzierung für alle

Die **genetische Herstellung von Arzneimitteln** basiert vom Prinzip her auf der Einführung von Genen in ein biologisch sich selbst replizierendes System, z. B. Bakterien, Hefen, Zellkulturen usw.. Dieses vervielfältigt durch seine eigene Vermehrung in Kultur dann das entsprechende Gen und damit sein Genprodukt, welches dann gewonnen und als Medikament aufgereinigt wird. Der Durchbruch in diesem Forschungsgebiet gelang 1982 mit **Humaninsulin** als erstes gentechnisch hergestelltes Medikament. Nach Angaben des Verbandes der forschenden Pharmaunternehmen waren mit Stand vom September 2015 mindestens 184 Arzneimittel mit 142 Wirkstoffen zugelassen. Die Anwendungsbereiche sind u. a. **Diabetes, Multiple Sklerose, rheumatoide Arthritis, Krebserkrankungen, angeborene Stoffwechsel- und Gerinnungsstörungen** sowie **Schutzimpfungen**. 5% aller zugelassenen Wirkstoffe sind derzeit gentechnischen Ursprungs. Von den jährlich neu eingeführten Wirkstoffen sind es 15–25%. Die überwiegende Mehrzahl dieser Wirkstoffe war vor der Einführung dieser Technik entweder überhaupt nicht herstellbar oder sie musste mit ungeheurem finanziellen Aufwand und gesundheitlichen Folgerisiken (allergische Reaktionen, Erkrankungsrisiko von AIDS durch Isolierung aus Blut bei Faktor VIII für Bluterkranke) aus biologischem Material isoliert werden. Die gentechnische Herstellung von Arzneimitteln stellt daher einen bedeutenden medizinischen Fortschritt dar.

Die erheblichen Schwierigkeiten der Pharmaherstellung in Pflanzen wurden in ▶ Abschn. 13.4 bereits angesprochen. Die Verbringung von **Genen in Tiere zur Arzneimittelherstellung** bietet den Vorteil, dass Proteine so erzeugt werden können, wie sie auch im Menschen produziert werden. Viele Proteine haben nämlich einen spezifischen dreidimensionalen Aufbau und können so in Bakterien nicht hergestellt werden. Andererseits sollten die zusätzlich eingeführten Gene aus naheliegenden Tierschutzgründen die Tiere nicht schädigen. Bevorzugter Herstellungsort sind hier z. B. die Milchdrüsen von melkbaren Nutztieren, indem das Arzneimittel nur dort hergestellt wird, und durch Melken leicht gewonnen und aufgereinigt werden kann. Andere Überlegungen bestehen bezüglich Eiern von Hühnern, Urin, Sperma oder Blut. Das so hergestellte erste Medikament ist ein **Antithrombin**. Es wird als Gerinnungshemmer bei Eingriffen bei Patienten mit angeborenem Antithrombinmangel eingesetzt und wurde 2008 auf dem europäischen Markt zugelassen. Das Protein wird aus der Milch einer Ziegenherde gewonnen, die man aus gentechnisch veränderten Eizellen gezüchtet hat, in die man das menschliche Gen einbrachte. Hersteller ist die Firma GTC Biotherapeutics.

Dennoch ist die Erzeugung und Haltung solcher Herden mit erheblichen Schwierigkeiten verbunden. So muss bei dieser Bauernhofzucht ausgeschlossen werden, dass sich die Tiere mit Viren oder Bakterien infizieren, die als Verunreinigung in die Medikamente gelangen könnten. Auch neue, vielleicht noch unentdeckte Infektionsprinzipien, wie man sie bei BSE (Rinderwahnsinn) durch umgefaltete physiologische Proteine durch **Prionen** vor wenigen Jahren entdeckt hat, sind zu beachten. Daher ist dieser Sektor erheblich kostenintensiv und der Pharming-Sektor bisher noch durchaus im Anfangsstadium und überschaubar.

Gedämpfte Erwartungen bestehen auch nach anfänglicher Euphorie in der **somatischen Gentherapie**. Bei genetisch bedingten Erkrankungen besteht mit wenigen Ausnahmen das Problem, dass nach gestellter Diagnose, im Gegensatz zu vielen anderen Bereichen der Medizin, keine kausale Therapie möglich ist. Die Konsequenz sind daher Akzeptanz, manchmal Verbesserung der Krankheitsauswirkungen, psychosoziale Maßnahmen oder in einer Minderzahl der Krankheiten nach Pränataldiagnostik auch Schwangerschaftsabbruch. In sehr wenigen Fällen, wie z. B. der Phenylketonurie, gelingt es auch, die Krankheitsfolgen eines Gendefekts weitgehend oder ganz zu neutralisieren. Das Wunschstreben, genetische Defekte durch den Einbau gesunder Gene heilen zu können, blieb lange Utopie, bis sich 1990 ein Durchbruch abzuzeichnen schien. Bei einem Mädchen, das an einer schweren Immunschwäche litt, schleuste man das gesunde Gen in weiße Blutkörperchen ein und erzielte einen entscheidenden Therapieerfolg. Man hatte daher berechtigte Hoffnungen für Erkrankungen, die auf einem Mangel oder Ausfall der Funktion des Genproduktes beruhen, also bei Erkrankungen, die dem rezessiv-vererbten Typus zuzuzählen sind. Das sind solche, bei denen die Eltern in der Regel gesund sind, in 25% der Fälle aber beide ein Defektgen vererben, das bei den Kindern dann in doppelter Ausführung reinerbig vorliegt und zur Erkrankung führt. Dabei gibt es für den Gentransfer grundsätzlich verschiedene Möglichkeiten. Man kann das Gen über virale Vektoren als »**Gentaxi**« in manchen Fällen direkt dem Patienten verabreichen in der Hoffnung, dass die Zielzellen oder andere Zellen das Gen einbauen und über die Produktion des Genproduktes den Defekt kompensieren können. Oder man entnimmt dem Patienten die Zielzellen, wenn diese leicht entnommen werden können, wie z. B. Blutzellen oder Hautzellen, und substituiert diese mit dem entsprechenden Gen. Nach Zurückverbringung in den Körper sollen diese dann das fehlende Genprodukt produzieren.

Für den Transport der Gene in den Zellkern benötigt man, von wenigen bisher kaum erfolgversprechenden Ansätzen einmal abgesehen, immer Viren. Dabei gibt es Viren, die das Gen nur in den Zellkern verbringen und solche, die es direkt in die DNA der Chromosomen einbauen können. Letzteres ist natürlich schon von der Theorie her der bessere Weg, da eine Verbringung direkt in die Chromosomen eine dauerhafte Produktion des Genproduktes gewährleistet, während erstere nur in den behandelten, nicht aber in den Folgezellen, das Genprodukt herstellen, und daher die Behandlung nach gewisser Zeit wiederholt werden muss. Allerdings können Viren, die ein Gen direkt in die DNA einbringen, in seltenen Fällen sich an Stellen integrieren, bei denen Kontrollgene gestört werden, und es kann eine Tumorentwicklung ausgelöst werden. Man versuchte dem Problem zu begegnen, indem man nicht direkt Körperzellen behandelte, sondern entnommene Zellen, die man vor der Rückführung in den Körper auf tumoröse Entartung untersuchte. Doch auch hier kam es bei der Behandlung einer Immunschwächeerkrankung zu zwei Fällen einer Lymphombildung, von denen einer tödlich endete. Und auch Viren, die nicht in die DNA integrieren, sondern ihre Genfracht nur in den Zellkern transportieren, beinhalten bisher ungelöste Risiken. So kam es bei den notwendigen Wiederholungsbehandlungen zu lebensbedrohlichen allergischen Reaktionen und in einem Fall, bei dem man die Gene in die Leber verbringen wollte und sie deswegen in die Pfortader injizierte, zu einem akuten Leberversagen mit tödlichem Ausgang für den Patienten. Wegen der beschriebenen Risiken bei der virusvermittelten somatischen Gentherapie sucht man nun nach anderen, sicheren Strategien, z. B. durch gentechnische Beseitigung der Immunogenität bei Viren oder durch nicht-viralen Gentransfer in die Zielzellen. Die geschilderten Probleme verdeutlichen, dass man auch nach 25 Jahren Forschung auf diesem Gebiet einer Lösung nicht wirklich näher gekommen ist, um manche genetisch bedingte Erkrankungen ursächlich zu heilen.

Die Erforschung des **Krebsgenoms** wurde bereits im ▶ Abschn. 15.2.1 angesprochen. Die Initiative geht auf einen Zusammenschluss der weltweit führenden Genomforschungszentren von 2008 zum »International Cancer Genome Consortium (ICGC)« zurück. Ziel ist die Erfassung der charakteristischen Erbveränderungen bei den wichtigsten 50 Krebserkrankungen. Insgesamt sollen 25.000 Tumorgenome untersucht werden. Für den Start dieses Projektes war entscheidend, dass amerikanische Studien an Dickdarm- und Brustkrebs zeigten, dass wesentlich mehr Mutationen für die Krebsentstehung entscheidend sind, als man bisher angenommen hatte. Auch Tumore derselben Krebsart unterscheiden sich erheblich in ihrem Krebsprofil. Man erhofft sich von dem Projekt ganz neue Therapieansätze und die Identifikation von Biomarkern, die frühe und präzise Diagnosen ermöglichen. Hierzu sollen Krebsgenome sequenziert und Zielgene analysiert werden. Weiterhin soll untersucht werden, welche Bereiche der DNA durch sog. epigenetische Veränderungen (siehe unten) über chemische Markierungen stillgelegt werden, und es sollen Moleküle erforscht werden, die die Aktivität einzelner Gene regulieren. Das deutsche Projekt untersucht unter Führung von Peter Lichter (Deutsches Krebsforschungszentrum, Heidelberg), dem Sprecher des deutschen Projektes des ICGC, die Genetik kindlicher Hirntumoren. Es handelt sich hier um das weltweit größte Projekt hin zu einer individualisierten Therapie von Krebserkrankungen.

Bei genetischen Erkrankungen, die auf einem **einzigen Gendefekt** beruhen, ist jede für sich betrachtete Erkrankung selten. Durch die relative Klarheit des zugrunde liegenden genetischen Defekts zumindest, über den klaren Regeln folgenden Erbgang, war man in den letzten Jahren bei der Erforschung dieser Krankheiten bis zur Identifikation und Lokalisation der beteiligten Gene sehr erfolgreich. Sehr viel schwieriger ist dagegen das Auffinden von beteiligten Genen bei Volkskrankheiten, von denen man durch familiäre Häufung und durch Zwillingsdaten weiß, dass sie auf der Basis einer **genetischen Disposition** entstehen. Hier gelingt es nicht einen einheitlichen genetischen Basisdefekt zu finden. Die meisten dieser als multifaktoriell vererbt bezeichneten Krankheiten sind solche, die im Laufe des Lebens durch Einfluss von exogenen Faktoren manifest werden. Dennoch ist die Identifizierung von **Anfälligkeitsgenen** viel bedeutender, da an häufigen Erkrankungen eben viele Menschen erkranken, denen bei Aufklärung des Krankheitsmechanismus wirksame Behandlungen angeboten werden können. Auch können Umweltfaktoren, die krankheitsauslösend wirken, in Sinne präventiver medizinischer Maßnahmen vermieden werden, klinische Überwachungen könnten gezielt regelmäßig durchgeführt werden usw.. Das heißt, man könnte über Präventivmedizin in vielen Fällen den Ausbruch einer bestimmten Erkrankung wahrscheinlich verhindern. Krankheiten, die in ▶ Abschn. 9.2 beschrieben werden, gehören hier genauso dazu wie **Gicht, rheumatoide Arthritis, Alzheimer** oder **seelische Erkrankungen**. Die Erforschung der genetischen Grundlagen dieser Erkrankungen war in den letzten Jahrzehnten nur teilweise erfolgreich und auch von herben Rückschlägen begleitet. Häufig ließen sich in Studien aufgefundene Auffälligkeitsgene in Folgestudien nicht bestätigen. Dennoch hat man für viele dieser Erkrankungen gut bestätigte Auffälligkeits-Varianten von Genen gefunden, die das Erkrankungsrisiko erhöhen. Das wohl bekannteste Beispiel ist die **Alzheimer**-Erkrankung. Hier gibt es Genkombinationen von 2 homologen Genen (zu Erinnerung: Man hat von jedem Gen immer zwei Ausgaben in Körperzellen, die oft leicht verschieden sind. Man nennt sie dann Allele), die das Erkrankungsrisiko um das 3- bis 14-fache gegenüber der Normalbevölkerung erhöhen. Für andere multifaktorielle Erkrankungen gibt es ähnliche Daten. Hier lag auch das Problem der in ▶ Abschn. 15.2.2 angesprochenen Konsumgenetik, indem man weitgehend unkontrolliert Menschen mit solchen Risiken konfrontierte.

Die genetische Grundlagenforschung ist in diesem Bereich keineswegs abgeschlossen. Auch gewinnt hier ein relativ neues Forschungsfeld zunehmende Bedeutung, die **Epigenetik**. Es handelt sich hier um ein Phänomen »neben« der genetischen Vererbung. Durch biochemische Prozesse kann die Aktivität eines Gens verändert werden. So kann z. B. das väterlich oder mütterlich vererbte Gen in seiner Aktivität vermindert oder abgeschaltet sein. Am besten lässt sich dies vielleicht verstehen, wenn man in der Computersprache die Gene als die Hardware betrachtet, die epigenetischen Prozesse als die Software, die Feinregulierung der Aktivität eines Gens, nicht dessen grundsätzliche Veränderung. Umweltfaktoren wie Ernährung, Kontakt mit Infektionserregern, kindliche Erfahrungen, das gesamte Lebensumfeld können Gene epigenetisch beeinflussen. Solche Regulierungsprozesse spielen nach neueren Erkenntnissen offensichtlich auch bei multifaktoriell bedingten organischen Erkrankungen, aber auch bei seelischen Befindlichkeiten eine Rolle. Diese neuen Erkenntnisse wurden lange nicht beachtet, sind kompliziert und bis heute keineswegs vollständig verstanden. Sie bedeuten aber letztlich:

> ❯❯ **Kulturelle Veränderungen haben Einfluss auf das Genom.**

Dies zeigt, dass die Wissenschaft mit der Entschlüsselung des Humangenoms und mit den Möglichkeiten individualisierte Genome zu sequenzieren dem Verständnis vieler physiologischer und pathologischer Prozesse erheblich näher gekommen ist. Es besteht aber noch erheblicher Wissensbedarf, wie dieses Genom vom Zellkern, in dem es ja lokalisiert ist, in die Zelle übersetzt wird, und welche hochkomplexen biochemischen Prozesse dann auf Ebene der Proteine ablaufen. Natürlich sind die grundlegenden biologischen Prozesse dieser Transkription vom Zellkern in die Zelle bekannt und auch die Umsetzung in Protein. Das sogenannte »**Transkriptom**« und das »**Proteom**« bedarf aber noch erheblicher Forschungsanstrengungen und ist wahrscheinlich die große Forschungsaufgabe dieses Jahrhunderts.

Gerade die individualisierte Genomsequenzierung führt aber auch zu grundlegenden ethischen Überlegungen. Es ist unstrittig, dass die detaillierte Sequenzierung einzelner Genombestandteile diagnostisch und therapeutisch von außerordentlicher Bedeutung ist und ethisch keinerlei Bedenken gegen eine individualisierte Medizin bestehen. Es wurde aber auch von einzelnen Wissenschaftlern der Gedanke in die Diskussion gebracht, dass es sinnvoll und verantwortungsvoll wäre, das **Genom jedes neugeborenen Kindes** nach der Geburt zu sequenzieren, weil so für jeden Menschen präventivmedizinisch die beste Versorgung bereitgestellt werden könnte. Man hätte so mit dem Eintritt in das Leben quasi eine Karte der Risikopotentiale. Nicht beachtet werden dabei die individuellen Lebensumstände, die wie oben erwähnt erheblichen modulatorischen Einfluss haben können.

> **Die individuellen Lebensumstände haben einen erheblichen Einfluss auf multifaktoriell bedingte Erkrankungen.**

Hier muss vor einem überschießenden Fortschrittswahn gewarnt und auf den sensiblen Umgang mit dieser Problematik hingewiesen werden, wie man ihn bereits bei ähnlichen Überlegungen zur Chromosomenanalyse von Neugeborenen (► Abschn. 15.1) pflegte und sinnvollerweise auch heute noch praktiziert. Fast jeder von uns würde hier mit einer Hypothek von Risiken lebenslang belastet, die vielleicht im realen Leben gar nicht relevant werden, ganz abgesehen von den vielfältigen Missbrauchsmöglichkeiten, wenn man Menschen sozusagen von Geburt an qualifiziert.

> **Hier besteht das Risiko der Angstinduktion und wir sollten den unschuldigen, vielleicht auch bewusst unwissend hoffnungsvollen Blick eines jeden Einzelnen in seine individuelle Zukunft als ein Grundrecht eines jeden Menschen achten.**

Der denkende Mensch, psychische Erkrankungen, Tittytainment und das Gleis nach irgendwo

Werner Buselmaier

W. Buselmaier, *Der Gen-Kultur-Konflikt*,
DOI 10.1007/978-3-662-49395-3_16, © Springer-Verlag Berlin Heidelberg 2016

Intelligenz und psychische Erkrankungen sind beides neuronale Prozesse. Gut 150 Jahre haben zahllose Wissenschaftler, Biologen, Mediziner, Physiologen, Erziehungswissenschaftler und Philosophen untersucht, ob Intelligenz etwas typisch Menschliches ist oder doch genetischen Ursprung hat. Noch der berühmte Verhaltensforscher und Nobelpreisträger Konrad Lorenz (1903–1989) meinte, dass der Geist und damit Intelligenz irgendwann in der Entwicklung vom Affen zum Menschen sozusagen über uns gekommen ist. Tiere haben bestenfalls Instinkt. Ähnliche Ansichten vertreten viele Philosophen noch heute. Zumindest schwere psychische Erkrankungen waren dagegen immer im Bereich der Medizin und Psychotherapie angesiedelt und wurden mehr unter naturwissenschaftlichen Gesichtspunkten betrachtet.

16.1   Zur Genetik der Intelligenz

Die wissenschaftliche Erforschung der **Intelligenz** begann 1865 mit Francis Galton. Er hat eine große Zahl von Referenzwerken und Lexika durchgearbeitet, um festzustellen, ob unter nahen Verwandten bedeutender Persönlichkeiten gehäuft bedeutende Persönlichkeiten vorkommen. Das Kriterium für »bedeutend« war dabei die Aufnahme in Lexika. Er fand eine 100–1.000 fache Häufung gegenüber einer zufälligen Verteilung, wobei die Häufigkeit nach allen Seiten mit der Entfernung des Verwandtschaftsgrades abnahm. Galton zog daraus den Schluss, dass genetische Faktoren bei der Ausprägung der Intelligenz eine entscheidende Rolle spielen. Nach modernen wissenschaftlichen Gesichtspunkten ist ein solcher Schluss natürlich nicht mehr haltbar, da gerade solche Auswahlen eine nicht entzerrbare Kombination von Erbe und Umwelt wiederspiegeln. Ähnlich sind die umfangreichen Stammbäume von Menschen mit besonderen Fähigkeiten zu beurteilen. Sie beziehen sich in der Regel auf das 17. und 18. Jahrhundert, also auf eine Zeit, in der das Zunftsystem herrschte, und somit das soziale System den Sohn zwang, häufig den gleichen Beruf wie der Vater auszuüben. Dennoch wäre es kurzsichtig zu behaupten, dass Begabungen, wie sie Friedemann, Emanuel oder Christian Bach gezeigt haben, genetisch nicht mit der Begabung des Vaters zu tun hätten.

In der modernen Forschung wurden zur Beantwortung kognitiver Fähigkeiten in der Regel IQ-Tests herangezogen und viele Psychologen vertreten auch die Auffassung: Intelligent ist das, was der IQ-Test misst. Zahllose Verwandtschafts-, Zwillings- und Adoptivstudien belegen immer wieder die geringste Korrelation bei nicht verwandten Personen und die höchste bei eineiigen Zwillingen. Die Rangfolge von der niedrigsten zur höchsten Korrelation ist die folgende:

- Nicht verwandte Personen
- Eltern – Adoptivkinder
- Eltern – Kinder und Geschwister untereinander sowie zweieiige Zwillinge
- Eineiige Zwillinge

Die Ergebnisse vertreten eine starke genetische Komponente für die Variabilität, die durch den IQ gemessen wird. Demgegenüber stehen neuere Daten, die durch einen kritischeren wissenschaftlichen Ansatz zu weit geringeren Korrelationskoeffizienten kommen als die älteren. Nach Jahrzehnten der Forschung, die im Wesentlichen auf dem statistischen Ansatz beruhten, der von Francis Galton in die Literatur eingeführt wurde, kann aus den Daten sowohl eine überwiegend genetische Bedingtheit als auch eine überwiegende Umweltbedingtheit interpretiert werden. Es kommt ganz darauf an, wie stark man Voreingenommenheiten, Fehler in den Untersuchungen und Interpretationen, die statistische Bearbeitung, die Plausibilität von Schlüssen, den Umwelteinfluss von biologischen und Adoptiveltern und den Einfluss eineiiger Zwillinge aufeinander bewertet. Der zentrale Fehler all dieser Untersuchungen ist der, dass pauschale Fragestellungen nicht zu präzisen Antworten führen können. So ist es nicht verwunderlich, dass z. B. der Psychologe Christopher Jencks (1972) Anteile von 45% Erbe, 35% Umwelt und 20% Erbe/Umwelt annimmt, während der Psychologe Hans Jürgen Eysenk (1976) den Erbteil mit 80% und den Umweltanteil mit 20% veranschlagt.

Einem pauschalierten Gesamtergebnis von Intelligenztests stellt die moderne Forschung in Psychologie und Verhaltensgenetik differenziertere Einzeltests entgegen, die teilweise unabhängige Fähigkeiten messen. Querschnittstudien bei Familien-, Zwillings- und Adoptionsuntersuchungen untersuchen häufig recht junge Probanden und dies entsprechend der Konzeption einer Querschnittstudie nur einmal. Längsschnittstudien dagegen erfassen die Konsequenzen einer sich verändernden Umwelt auf einem stabilen genetischen Hintergrund. Allerdings gibt es bisher nicht allzu viele Daten. Sie zeigen jedoch, dass die Umwelt, über eine längere Lebensspanne betrachtet, für manche Faktoren ein zunehmendes Unähnlichwerden auch bei eineiigen Zwillingen beinhaltet.

Auch tierexperimentelle Untersuchungen einzelner Faktoren aus dem Bereich der Intelligenzforschung können hier hilfreich sein. So belegen Untersuchungen über die Lerngeschwindigkeit von verschiedenen Mäuseinzuchtstämmen, bei denen alle Tiere eines jeden Inzuchtstammes die gleichen Gene besitzen, deren Kreuzungen untereinander über mehrere Generationen, Selektivzuchten von schlecht und gut lernenden Tieren sowie Embryotransfers und Ammenaufzuchten durch jeweils Muttertiere mit konträren Lernleistungen zur Filialgeneration, dass eine bestimmte in einer automatisierten Konditionierungsanlage gemessene Lernleistung durch ein einziges Gen gesteuert wird. Umwelterfahrung spielt dabei keine Rolle. Dabei war es die Aufgabe der Tiere, nach Signalen von Licht oder Ton ein bestimmtes Kammersegment der Anlage aufzusuchen, um eine für die Tiere unangenehme Situation zu vermeiden. Es handelt sich dabei um ein Forschungsvorhaben des Autors.

Eine bestechende Beweisführung der biologischen Evolution des Geistes beschreibt Gerhard Roth in seinem Buch »Die lange Evolution der Gehirne und des Geistes« (Spectrum Akademischer Verlag, Heidelberg 2010). Er beschreibt, dass es keine geistig-intellektuelle Fähigkeit des Menschen gibt, zu denen Forscher nicht Vorstufen im Tierreich gefunden haben und leitet daraus ein evolutionäres Kontinuum des Geistes ab. Er belegt durch den Vergleich komplexer Gehirne und intelligentem Verhalten bei Tintenfischen, Honigbienen, Rabenvögeln, Papageien, Elefanten, Delfinen und Affen, dass tierische und menschliche Intelligenz von zwei Faktoren abhängt, nämlich der **Verarbeitungsgeschwindigkeit** von Information und der **Speicherkapazität** der Nervennetze. Je enger die Nervenzellen gepackt sind und je schneller die Informationsgeschwindigkeit, desto schneller könne die Information verarbeitet werden. Die Speicherkapazität hinge von der Zahl der Neurone im Gedächtnisnetzwerk und den Kontaktpunkten zwischen ihnen, den **Synapsen** ab, nach der Formel: »Je mehr Neurone und Synapsen, desto größer der Speicher«. Bei kleinen Tieren und Gehirnen sei die Verarbeitungsgeschwindigkeit hoch und bei großen Tieren und Gehirnen das Gedächtnis optimiert. Das menschliche Gehirn würde beides optimieren. Roth schließt daraus, dass innerhalb der Evolution Geist und Intelligenz vielfach unabhängig voneinander entstanden sind und dass menschlicher Geist und menschliche Intelligenz im Rahmen des naturwissenschaftlichen Verstehens verbleiben und kein metaphysisches Ereignis darstellen.

Die Beweisführung von Roth und die eigene mit den Mäusen zielen beide darauf ab, die evolutionäre Grundlage von Intelligenz zu belegen, die eine durch einen mehr vergleichend morphologischen und verhaltensbiologischen Beleg, die andere durch den Nachweis eines einzigen Gens für Lernverhalten, einem Teilbereich intelligenten Verhaltens. Natürlich wird dadurch keine Antwort gegeben zum Erbe-Umwelt-Anteil von Intelligenz. Das ist aber beim heutigen Stand des Wissens um die komplexeste Struktur, die die Evolution wahrscheinlich gebildet hat, auch gar nicht so wichtig.

> ⟫ Wichtig dagegen ist, dass wir endlich akzeptieren, dass
> das, wofür wir uns den eigenen Artnamen »sapiens = der
> Weise« gegeben haben, auch nur durch Gene und ihrer
> Evolution entstanden ist und besteht, wie alle anderen
> morphologischen, physiologischen und biochemischen
> Parameter unseres Körpers.

16.2 Zur Genetik und Umweltbedingtheit psychischer Erkrankungen

Nach dem DAK Gesundheitsreport 2015 stehen **psychische Erkrankungen** an zweiter Stelle der Arbeitsunfähigkeitsstatistik nach Erkrankungen des Muskel-Skelett-Systems. Sie verursachen 16,6% des Krankenstandes. Dies ist mehr als das 8-fache im Vergleich zu vor 40 Jahren. Sie sind außerdem die häufigste Ursache für krankheitsbedingte Frühberentung mit einer Steigerungsrate in den letzten 15 Jahren von über 40%. Sie stellen daher einen erheblichen volkswirtschaftlichen Schaden dar mit steigender Tendenz.

Genetisch gesehen gehören psychische Erkrankungen zu den Erkrankungen multifaktorieller Natur, d. h. genetische Faktoren sind gemeinsam mit Umweltbedingtheiten für das Krankheitsgeschehen verantwortlich. Untersuchungen zu genetisch bedingten Ursachen und Wiederholungsrisiko gibt es viele, vor allem zu **Oligophrenien** (geistige Behinderungen), **mono- und bipolaren Störungen**, **Schizophrenie**, **Autismus** und **Aufmerksamkeitsdefizit-Hyperaktivitätsstörungen** (ADHS). Klassische Studien existieren mit Ausnahme von ADHS in Form von Familien- und Zwillingsstudien, in den letzten Jahrzehnten in Form von Kopplungsstudien und relativ neu in Form von genomweiten Assoziationsstudien. Dabei suchen Kopplungsstudien nach Kandidaten-Genen, die in der Nähe bekannter Gene liegen, genomweite Assoziationsstudien benutzen SNPs zur Auffindung von DNA-Variationen. Obwohl eine genetische Beteiligung bei all diesen Erkrankungen (vielleicht mit Ausnahme ADHS) klar erwiesen ist, wurden bisher zwar viele Kandidaten-Gene in völlig unterschiedlichen chromosomalen Regionen gefunden, allgemein wissenschaftlich akzeptierte und in Folgestudien mehrfach belegte verantwortliche Gene wurden allerdings bisher nicht lokalisiert.

Bemerkenswert sind jedoch die Befunde der bisher größten Studie auf diesem Gebiet durch das **Psychiatric Genomics Consortium**, einem Nachfolgeprojekt des Human-Genom-Projekts. Nach einer genomweiten SNP-Analyse bei mehr als 75.000 Personen wurden vier Orte auf der DNA gefunden, die eine starke genetische Korrelation zwischen Schizophrenie und bipolaren Störungen zeigen. Es ergab sich eine Überlappung von Depression mit bipolaren Störungen und Schizophrenie sowie zwischen bipolarer Störung und ADHS. Dabei sind zwei der Genorte besonders interessant, weil sie einen spannungsabhängigen Calciumkanal betreffen, der von Gehirnzellen gebildet wird. Von Bedeutung ist auch, dass diese Befunde mit dem klassischen psychiatrischen Klassifikationssystem, das ja überwiegend auf einer phänomenologischen Diagnose beruht, nicht übereinstimmen und daher zur Entwicklung einer neuen Einteilung führen könnten. Publiziert wurden die Befunde in Lancet 2013.

Letztlich bleibt aber die Frage nach der Zunahme psychischer Erkrankungen offen. Auch ein Vergleich von Industrienationen mit Entwicklungsländern ist problematisch, da nach Angaben der WHO in Europa 200-mal so viele Psychiater tätig sind als z. B. auf dem afrikanischen Kontinent und 40% der Länder keine Gesundheitspolitik für psychische Erkrankungen besitzen. Allerdings gibt es auch das Argument, dass psychische Erkrankungen heute vieles von ihrem früheren Stigma verloren hätten, und es deswegen heute weniger Verlegenheitsdiagnosen gäbe. Auch könnte es in früheren Jahren einfacher gewesen sein z. B. mit einer Depression dennoch seinen Berufsalltag zu bestehen, während die heute erwartete Arbeitsleistung vielleicht nicht verursachend für eine vorhandene Störung ist, diese aber eher manifest werden lässt.

> ❯❯ Das ändert aber nichts an der Tatsache der hohen Erkrankungszahlen, sondern gibt eher Hinweise dafür, dass zwischen Leistungsanforderungen und dem für viele Menschen Bewältigbaren ein Missverhältnis in unseren modernen Gesellschaften entstanden ist, das eben krank macht, auch weil unsere genetisch bedingte Konstitution vielleicht überfordert ist.

16.3   Tittytainment und das Gleis nach irgendwo

Betrachtet man nun das Anthropozän, das Zeitalter des Menschen, von seinen Anfängen bis zu der Gegenwart, so kann man drei große Umbrüche beschreiben, die die wirtschaftlichen und sozialen Verhältnisse der Menschen grundlegend verändert haben.

- Der erste war die **neolithische Revolution**, der Übergang vom Jäger, Sammler und Nomadentum in die Sesshaftigkeit und der Beginn der bäuerlichen Kultur, was erstmals Ernährungssicherheit schaffte.
- Der zweite war die **industrielle Revolution**, der Übergang von der Agrar- zur Industriegesellschaft, begleitet von einem starken Bevölkerungswachstum und teilweiser Verlagerung vom Land in die Städte. Erstmals trat hier die soziale Frage auf mit Beginn des Kapitalismus und lohnabhängiger Tätigkeit.
- Der dritte Umbruch hat seinen Anfang Ende des 20. Jahrhunderts und wir befinden uns gerade mitten drin. Es ist die **digitale Revolution**, der Beginn des Informationszeitalters. Will man den Beginn des digitalen Zeitalters genau datieren, so wird häufiger das Jahr 2002 genannt, ab dem es möglich war mehr Information digital als analog zu speichern.

Bis zum Übergang in die Industriegesellschaft haben sich die Lebensabläufe der einzelnen Menschen wenig geändert, wenn man von Eliten einmal absieht. Auch die Erfindung der Buchdruckerkunst 1450 durch Gutenberg, die häufig als der Beginn des Informationszeitalters bezeichnet wird, hat daran wenig geändert, da durchschnittliche Menschen hierzu keinen Zugang hatten. Das gleiche gilt für viele kulturelle, wissenschaftliche und technische Weiterentwicklungen und Errungenschaften durch alle Epochen hindurch. Und selbst die industrielle Revolution führte zwar zu gewaltigen Veränderungen des Lebensumfeldes und der Lebensumstände, aber im Vergleich zu heute geradezu im Zeitlupentempo. Die wirklich ganz großen Veränderungen betreffen eigentlich nur die letzten 3–4 Generationen, wenn man die heutigen Kinder mit einbezieht. So begann die Elektrifizierung der Städte vor etwa 110 Jahren. Erst nach Ende des 2. Weltkrieges startete durch das Auto die Massenmobilität und mit ihr der Individualtourismus, immer mehr Haushalte erhielten Telefon, das Fernsehen erreichte ab Ende der 1950er Jahre eine größere Zahl von Haushalten, Küche und Haushalt technisierten sich, die Menschen unternahmen immer mehr Fernreisen und lernten andere Lebensweisen und Bräuche kennen usw.. Vorher war die einzige Verbindung zur Außenwelt das Radio und Zeitungen. Unsere heutigen Kinder werden dies einmal später empfinden, wie eine Erzählung aus einer längst vergangenen Zeit.

Zusammengefasst bedeutet dies: Jede Fortschrittsentwicklung hat nur prägenden Einfluss, wenn sie im wahren Sinne des Wortes »begreifbar« wird, wenn sie Einzug in jeden Haushalt findet, zum

Massenprodukt wird, und das passiert eigentlich erst seit etwa 70 Jahren auch deshalb, weil all diese Fortschrittsentwicklungen durch zunehmenden Wohlstand bezahlbar wurden.

Dies stellt aber auch unser Genom mit seiner archaischen Struktur vor die größte biologische Herausforderung seiner bisherigen Geschichte und wirft drei grundlegende Fragen auf, nämlich:

1. Wo wird unser Genom zum tatsächlichen Problem im heutigen Sein und Handeln?
2. Woran erkennen wir heute in unserem Verhalten Eigenschaften unseres Genoms?
3. Was von unseren zukünftigen Vorstellungen von der weiteren kulturellen Entwicklung ist mit unserem Genom vereinbar?

Das Hauptproblem ist wahrscheinlich der **Gen-Egoismus**, die daraus resultierende Verwandtenselektion und das Stammesverhalten. Das Thema ist heute so aktuell wie eh und je. Nach den Erfahrungen der beiden Weltkriege des 20. Jahrhunderts und nach dem kalten Krieg glaubten viele von uns, dass Politik das Erreichen des Guten sei. Eine naive Denkweise, wie wir heute erkennen müssen. In Wirklichkeit ist sie bestenfalls der Versuch zur Vermeidung des Schlechten, der Kampf gegen die Aggression der Gene, evolutionär geprägt zu Selbsterhaltung und zur Optimierung des Fortbestands der eigenen Gene. In keiner Zeit seit dem 2. Weltkrieg gab es mehr Großkonflikte und kriegerische Auseinandersetzungen als gegenwärtig. Geschätzte 50–60 Mio. Menschen befinden sich auf der Flucht, die größte Migrationsbewegung der Menschheitsgeschichte, manche sprechen bereits von Völkerwanderung. Es ist wohl nicht anzunehmen, dass sich daran in den nächsten Jahren etwas ändert. Im 21. Jahrhundert – und viele haben dies bereits seit Jahrzehnten vorausgesagt – sind wir mit globalen stammes- und religionsorientierten Machtsphären-Auseinandersetzungen konfrontiert, die viele in dieser aufgeklärten Zeit rational nicht mehr erwartet hätten. Es bleibt das alte Stammesdenken in vielen Ländern Zentralafrikas genauso wie im Nahen Osten und anderswo, das neben korrupten Führern Nationalismus entstehen lässt. Die Nationalsozialisten erfanden in ihrer Pervertierung hierfür die Arier und definierten sie als nordische Rasse, in Wirklichkeit ein zentraliranisches Volk mit Teilauswanderung nach Indien. Religionen dienen dabei als Verstärkerelement und sind möglicherweise hauptsächlich zur Unterstützung des Stammeszusammenhalts entstanden. Ein Zitat von Einstein, der mit Sicherheit noch nichts von Genen wusste, scheint dies zu bestätigen: »Solange es Menschen gibt, wird es Kriege geben«. Gen-Egoismus ist vielleicht das Einzige, was der Mensch kann, als Folge seiner evolutionären Herkunft. Er ist bedingt durch die Individuenzahl, die unsere Art erreicht hat, die größte Gefahr für unsere Selbstvernichtung. Unser Genom erlaubt keine friedliche Welt oder, um es zynisch auszudrücken, bietet die Chance für eine Evolution nach uns.

> **Die Evolution bewahrt keine Arten. Ihr Ziel ist der Fortbestand des Programmes.**

Burnout ist zum Modewort unserer Generation geworden. Die Frage, bin ich überstresst oder habe ich schon Burnout?, zu einer beliebten Selbstbeobachtung. Vieles, was mit Enthusiasmus begonnen wird, endet mit Desillusionierung und Frustration und führt wahlweise zu Depression, Aggressivität oder teilweise zu Suchtproblemen wie Alkoholismus. Die als behütetste aller Generationen aufgewachsene gegenwärtige Generation achtet eben auf sich. Bei der Erziehung ihrer Kinder werden sie schon als **Helikopter-Eltern** bezeichnet, weil sie ihre Kinder von morgens bis abends umschwirren, sich ständig in Krabbel-Gruppen austauschen usw. Tatsächlich leben wir im Berufsleben mit ständiger Arbeitsverdichtung als Folge einer schier grenzen- und gnadenlosen Gewinnmaximierungs-Sucht. Kapital ist zum Gradmesser der gesellschaftlichen Anerkennung geworden und hat Bildung abgelöst. Leistungsüberforderung, Ausgrenzung derer, die es nicht schaffen, und psychosomatische Erkrankungen sind die Folge. Zur Würde des Menschen gehört auch die biologische Erkenntnis, dass wir eben nicht alle mit der gleichen Intelligenz, mit der gleichen Strebsamkeit, mit dem gleichen Durchhalte- und Durchsetzungsvermögen geboren sind und schon gar nicht mit den gleichen Förderungsmöglichkeiten durch das Elternhaus. Die Genetik und unsere individuellen Erfahrungen setzen jedem von uns hier Grenzen und jedem eben andere.

Wenden wir uns der »**Achtsamkeit**« zu und ergänzen sie durch »**Wohlfühl-Kultur**«. Das verfeinerte Genießen ist der Trend unserer Zeit. Wir besuchen Wellness-Oasen, treiben Körperkultur durch joggen, biken oder trekking, wenden uns der Kochkultur zu, essen Superfood, sind Weinkenner, Smoothies- oder Kaffeebohnen-Spezialisten oder beschäftigen uns mit Kräutergärten. Wir tätowieren unsere Körper und trinken Latte Macchiato mit Kakaoherzen-Verzierung. Und damit die Welt daran teilhaben kann, stellen wir jede Kleinigkeit in soziale Netzwerke. Suchte man eine charakteristische Handbewegung des heutigen Homo sapiens, den manche schon als »**Phono sapiens**« bezeichnen, so wäre es die SMS-Tipp-Bewegung oder die Wisch- und Zieh-Bewegung auf dem Smartphone. Natürlich sind wir jeder Zeit erreichbar und in Modelabels gekleidet. Wir sind empfindsam und verletzlich und hüten uns vor **Mikro-Aggressionen**. Ein amerikanisches Magazin nannte dies jüngst die »Verhätschelung der amerikanischen Gesellschaft«. In Europa ist es nicht anders. Die unbedingte politische Korrektheit (political correctness), d. h. die Vermeidung jedes Ausdrucks oder jeder Handlung, die Gruppen von Menschen beleidigen oder kränken könnten ist auf dem Vormarsch, zumindest an den Universitäten. Gleichzeitig benutzen wir nur Positiv-Begriffe, weswegen z. B. die früheren Krankenkassen heute Gesundheitskassen sind usw.. Gleichzeitig sind **Mobbing** und ungezügelte Verunglimpfung zum Alltag in sozialen Netzwerken geworden. Sozialpsychologen und Erziehungswissenschaftler beschäftigen sich weltweit mit diesen Phänomenen, die in den westlichen Kulturen sich entwickeln, in der gleichen Welt, in der ungebremste archaische Gewalt mit archaischen Ritualen auf ferngelenkte Tötungsmaschinen trifft, in der tausende von Kilometern entfernte Computer-Spezialisten in klimatisierten Räumen den »sauberen« Krieg führen. Einen größeren Gegensatz zwischen offener prähistorischer kulturloser und hochkultur-verbrämter Brutalität kann man sich kaum vorstellen. Das Ergebnis bleibt das Gleiche: Die Tötung des jeweils anderen.

Die Achtsamkeits- und Wohlfühl-Gesellschaft, die wenig nachrichten- und politikinteressiert ist, begeht **Realitätsflucht** und verliert sich in der Überhöhung von Kleinigkeiten des Genusses.

Vor 50 Jahren hatten wir mechanische Rechenmaschinen, bei deren Bedienung der ganze Tisch in Schwingungen geriet. 5 Jahre später, als die ersten elektronischen Geräte auf den Markt kamen, hatten sie noch das Format einer größeren Damenhandtasche. Heute nutzt fast ein Drittel der Menschheit das alles integrierende Smartphone und dennoch zeigen wir modernen Menschen nach wie vor Eigenschaften, die an unsere Urtriebe aus der Jäger- und Sammlerzeit erinnern. Einer davon, und vielleicht der Auffälligste, ist die **Sammel-Leidenschaft**. Die Annahme liegt nahe, dass aus der Überlebensstrategie, das einst Erjagte und Geerntete für schlechte Zeiten einzulagern, sich der Sammeltrieb entwickelte. Was einst eine Leidenschaft der Fürsten und Kirchenführer war, um Macht und Reichtum zu präsentieren (man denke an die Museen des Vatikans, die Kollektionen August des Starken, die Sammlungen der Maharadschas u. a.), ist heute zum Hobby von vielen geworden, und das aus ganz verschiedenen Motiven. Der Eine sammelt zur Entspannung als Gegengewicht zum immer nüchterner werdenden Alltagsleben, der Andere in der Hoffnung auf Wertzuwachs und zur Demonstration von Reichtum und Bedeutung. Wieder andere, um über den Tod hinaus in Erinnerung zu bleiben oder auch nur um ein Stück Kulturgeschichte für die Zukunft zu retten. Dabei entwickelt mancher Sammler Jagdinstinkte, die an urzeitliche Verhaltensweisen erinnern. Gesammelt wird grundsätzlich fast alles, wobei man allerdings Trends erkennen kann, die sich auch in den Museen wiederspiegeln. Waren es früher die klassischen Briefmarken, weil man daraus Geschichte ableiten konnte oder in Gedanken in ferne Länder reiste, die man real nie erreichte, oder Objekte aus dem Bereich der Kunst, so sind es heute auch vermehrt Objekte aus dem Alltags- und Technikbereich von Überraschungseiern bis zu Oldtimern.

Versucht man weiter zu denken in das in näherer Zukunft bereits Vorstellbare, so kann man bei der Geschwindigkeit und Dynamik der kulturellen Entwicklung und der vergleichsweisen Statik unseres Genoms ohne fortschrittsfeindlich zu sein bereits jetzt eine Reihe von Risiken erkennen, für die wir gegenwärtig keine Antworten besitzen.

Wir sind seit Urzeiten daran gewöhnt durch **Arbeit** die eigene Existenz zu sichern. Aufgrund der früher geringeren Lebenserwartung arbeiteten die Menschen bis praktisch weitgehend an ihr Lebensende. Nach Vorläufern durch Zünfte und Gilden begann in Deutschland die Rentenversicherung für Arbeiter am 01. Januar 1889. Die Altersrente begann damals ab dem 70. Lebensjahr, die Absenkung des Renteneintritts-Alters auf 65 Jahre erfolgte 1916. Die mittlere Lebenserwartung in Deutschland im Jahre 1900 lag für Männer bei 46,4 Jahren und für Frauen bei 52,5 Jahren. Selbst, wenn man die damalige hohe Kindersterblichkeit mit einbezieht, die ja in die mittlere Lebenserwartung mit eingeht, belegen diese Zahlen, dass nur wenige in den Genuss eines längeren Rentner-Daseins kamen. Heute belegen wir das Rentner-Dasein gerne mit Worten wie »wohlverdienter Ruhestand, Best-Ager, Unruhestand, Silver-Ager« usw. Die in den letzten Jahren eingeführte dynamische Anhebung des Rentenalters wegen der erheblich gestiegenen Lebenserwartung, der künftigen Probleme der Rentenkassen, dem Bevölkerungsschwund, der Generationengerechtigkeit und die Notwendigkeit der privaten Vorsorge sind ständiger Gegenstand der Diskussion praktisch aller Bevölkerungsgruppen. Dabei gibt es wissenschaftliche Befunde die zeigen, dass das Risiko bei Frühpensionierung an Alzheimer zu erkranken steigt und ein verzögerter Renteneintritt protektiv wirkt. Andere Befunde belegen, dass auf frühe Verrentung ein früher Tod folgt. Dies belegt eindeutig, auch wenn die Ursachen noch nicht wissenschaftlich belegt sind, dass unser Gehirn der ständigen Arbeit bedarf, um nicht vorzeitig zu altern. Gleichzeitig brechen immer mehr Berufsfelder, vor allem in den einfachen Tätigkeitsbereichen weg und werden bereits seit vielen Jahren durch eine Zunahme an Automatisation ersetzt. Dabei

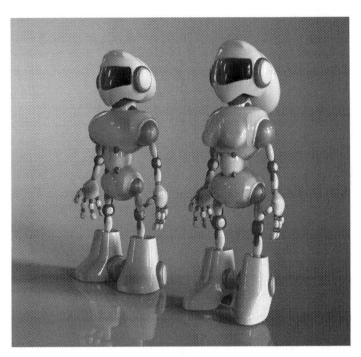

◘ Abb. 16.1 Humanoide Roboter. (© Julien Tromeur, Fotolia)

handelt es sich bei den heutigen Maschinen um speziell für bestimmte Arbeitsvorgänge programmierte stationäre Automaten.

Die Entwicklung von **humanoiden Robotern** und **künstlicher Intelligenz** schreitet jedoch voran. Gerhard Roth, der bereits in ► Abschn. 16.1 zitiert wurde, kommt zu dem Schluss, dass, je mehr wir die Grundstruktur von menschlichem Geist und menschlicher Intelligenz verstehen, desto eher können wir sie eines Tages im Prinzip als künstliche Intelligenz nachbauen. Er meint aber auch: »es kann aber sein, dass die schiere Komplexität und die notwendigen Materialien uns einen dicken Strich durch die Rechnung machen«. Jedenfalls wird an humanoiden Robotern gearbeitet, wobei man sich an der menschlichen Anatomie bezüglich der Beine, Arme und Hände orientiert. Besonders Japan ist auf diesem Gebiet mit führend, wobei die Japaner an der Entwicklung solcher Maschinen interessiert sind, um den Folgen des demographischen Wandels und der alternden Gesellschaft etwas entgegenzusetzen. Seit einiger Zeit setzt ein Hotel namens Henn na dort solche Maschinen ein, die Hotelgäste über ein Gesichtserkennungsprogramm identifizieren, ihnen Zutritt zu ihren Zimmern ermöglichen, Touristen Informationen geben und das Menü-Angebot bereithalten. Einer der Gründe für ihren Einsatz ist auch, Personalkosten einzusparen (◘ Abb. 16.1). Andere Projekte planen den Einsatz zur Unterstützung von Senioren und Entlastung von Pflegepersonal in Altersheimen oder als Maurer-Ersatz beim Hausbau usw.. Dabei ist das Ziel für die zukunftsorientierten Maschinen Lernfähigkeit durch Mobilität und multifunktionaler Einsatz für Tätigkeiten wie sie auch im Haushalt anfallen wie Lasten tragen, Küchengeräte bedienen, servieren oder kochen. Konsequent weiter gedacht könnten solche Maschinen eines Tages einen erheblichen Teil der menschlichen Arbeitskraft kostengünstig ersetzen, sodass bei jeder Einstellung die Frage auftreten könnte: Was kannst Du mehr als ein humanoider Roboter? Und daran schließt sich dann unmittelbar die Frage an, ob der Mensch dabei ist sich als Arbeitskraft abzuschaffen.

> **Manche IT-Spezialisten gehen bereits davon aus, dass in Zukunft 20% der Weltbevölkerung ausreichen, um 100% der Güter und aller benötigten Dienstleistungen zu erbringen.**

Hierfür hat sich der Begriff »Tittytainment« als Kunstwort aus englisch umgangssprachlich Busen und Entertainment (Unterhaltung) eingebürgert. Die Wortschöpfung wird dem ehemaligen Sicherheitsberater Zbigniew Brzezinski von US-Präsident Jimmy Carter zugeschrieben, der ihn 1995 auf der Versammlung des Global Braintrust formuliert haben soll. 80% der Weltbevölkerung müssten dann von etwas wie einem **bedingungslosen Grundeinkommen** und mit, wie es die Römer vor 2000 Jahren genannt haben »panem et circenses« (Brot und Spielen) bei Laune gehalten werden. Die daraus resultierenden gesellschaftlichen und psychischen Konsequenzen mit ihren körperlichen Folgen in einem nutzlosen Dasein eines **Homo ludens** (spielender Mensch) auf dem Weg nach irgendwo wären wohl kaum abzusehen. Wo der zukünftige Mensch mit seinem durch die Langsamkeit der Evolution gebauten Genom hier, nach dieser durchaus denkbaren Entwicklung, seinen Platz findet, scheint zum ersten Mal in der Menschheitsgeschichte offen zu sein.

Serviceteil

W. Buselmaier, *Der Gen-Kultur-Konflikt*,
DOI 10.1007/978-3-662-49395-3, © Springer-Verlag Berlin Heidelberg 2016

Stichwortverzeichnis

Printed in the United States
By Bookmasters